性心理学
Sex
Psychology of Sex
A Manual for Students
[英] 哈夫洛克·霭理士（Havelock Ellis）著
潘光旦 译

中册

華中科技大學出版社
http://www.hustp.com

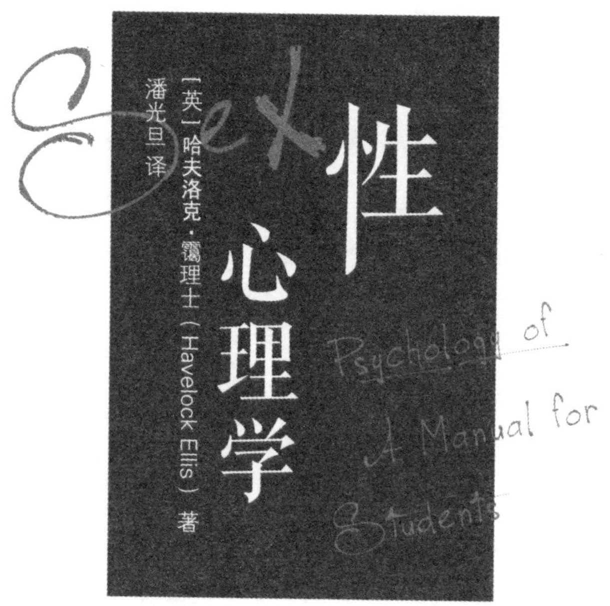

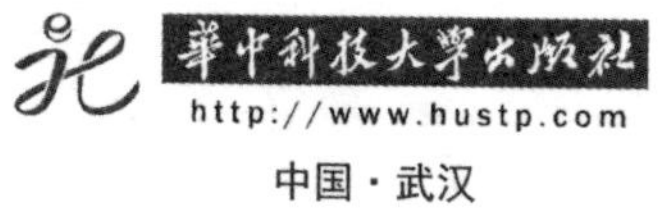

中国·武汉

目录

性 心 理 学

第五章 同性恋

第一节 性的逆转[1]

假如一个人的性冲动的对象是一个同性而不是异性的人，就这另成一种性歧变的现象，有人叫作“性的逆转”（sexual inversion），或“反性感”（contrary sexualfeeling）或“优浪现象”（uranism），[2]比较最普通的名词是“同性恋”（homosexuality），所以别于常态的异性恋（heterosexuality）。在这许多名词里，同性恋无疑是最能够概括这方面一切现象的，而性的逆转一名词则最适用于一切表面上有些先天倾向而根底比较深固的各式同性恋。在一切性的歧变之中，同性恋是界限最分明的；同样是性冲动的表现，同样是用情，而情的寄托则根本而且很完整地从一个常态的对象转移到另一种对象身上，若就常情而论，这对象是逸出了性欲的范围以外的；我们一再地说“同样”两个字，因为除了对象的转变为同性而外，其余一切用情的方法、过程、满足等等，可以说完全和异性恋没有二致。同性恋是两种很反常的歧变，但它所能给予一个人的满足，似乎比任何其他歧变为大。同性恋或性

---

[1] 本节及下文第二与第四两节大部分根据霭氏《研究录》第二辑《性的逆转论》。

[2] 出柏拉图所著《宴席》一篇中的一段神话。神话中的主角名优浪诺斯（Uranos），故名。柏氏这篇也是西洋第一种讨论到同性恋问题的作品。

的逆转之所以重要，也许这是一个主要的原因了。这种重要性又可以从三方面看出来：（一）它的散布极广，古今中外，不论在任何文明的阶段里，都有它的重要地位；（二）在今日的文明社会里，它是一种屡见不鲜的现象；（三）许多著名的人物都有过同性恋的表现。

同性恋的根本而也可以说是“自然”的基础，是在人类以下的动物里便找得到的。同性恋原是动物界的一个相当流行的现象。至少在其他哺乳类动物里是很普遍的，特别是在和人类在血缘上最为接近的灵长类的动物里。汉密尔顿医师研究过猕猴和狒狒的性的发展，说“未成熟的雄性猴子通常总要经过一个时期，在这个时期里它在行为上所表现的性的兴趣，几乎完全是同性恋的，而一到性的发育成熟，这时期便突然终止，而性的兴趣与活动就变为异性恋的了”。朱克曼（Iuckermann）很近密地观察过狒狒和黑猩猩的同性恋行为，有时发见在雌的一方，此种行为比雄的更要显著，他甚至觉得在猿类中，同性恋和异性恋的行为根本上仿佛是一回事，找不到显然的区别。

在许多未开化与半开化的民族里，同性恋也是一个很彰明较著的现象，有时它在风俗里并且很有地位，而同性恋的人往往得到别人的尊敬。在西洋近代文明所由建立的几个古代文明里，情形也复如此。亚述人中间是有这个现象的，而埃及人，在差不多四千年以前，也把男色式鸡奸的行为看做相当神圣，而认为何露斯（Horus）和塞特（Set）两尊神道便有过这种行为。同性恋不但和宗教发生关系，并且和武德也有牵连，古代非洲北部的迦太基人、希腊人的一部分祖先杜仑人（Dorians）、古代黑海以北的斯基泰人（Seythians）以及后来北欧的诺曼人，都曾经从这些立场对同性恋特别下过一些培植的功夫。最后，在古希腊人中，同性恋的受人尊崇，就到了一个登峰造极的地步；他们认为它不但和武德有关，同时和理智的、审美的，甚至于道德的种种品性也有联系，并且，更有不少人认为它比正常的异性恋还要来得尊贵。基督教传入欧洲以后，同性恋还是保持着它的地位，但是它的声誉却一落千丈了；从此以后，大家再也不理会它是一个心理上的异态的现象；它的目的无非是要把恋爱与尊崇的情绪施诸于同性的人身上，而此种情绪不一定要以犯奸的行为做归宿，也就不再有所措意。到了东罗马皇帝查士丁尼（Justinian）以后，它算是又受人承认了，但仅仅被认为是一种“所多玛现象”或鸡奸，换言之，就是一种丑不可耐的淫恶，甚至是一种犯罪行为，值得国家法律和宗教法律的极严厉的处分，即受焚烧的极刑，也不为过。

在中古时代，性的逆转也是很发达的，在军队的营房里固然不必说，就是在修道的寺院里，也许同样流行，要不然，天主教忏悔的科条（penitentials）也不会屡次提到它了。不过，这现象的发达到一个境界以至于受人注目，则在文艺复兴的时代。拉蒂尼（Latini），但丁的老师，是逆转的，而但丁在他的作品里，也提到在当时有学问和有名望的人中，这种歧变是时常遇到的。法国的人文主义者米雷（Muret）因为有这种歧变，一生之中，几乎始终濒于死亡的绝境；文艺复兴时代最伟大的雕塑家米开朗琪罗（Michaelangelo）也怀着一番同性恋的理想与热情，不过我们没有什么理由可以推断，他对所爱慕的男子发生过肉体上的关系；马洛（Marlowe），英国文艺复兴时代的主要诗人之一，也显然有同样的情绪；我们也有理由可以相信近代科学方法的祖师培根（Franicis Bacon）也未尝不是这样一个人。[1]

凡是逆转的人不大肯请教医师，确乎是个事实。就一般的例子而言，他是很安于自己的境遇的，他有他的故我，并不愿意把它改变，因此没有寻医问卜的必要；他的智力也相当高，大都不在一般水平之下，甚至于在一般水平之上，因此，他总有法子可以把他的特点掩饰过去，不致招惹是非，更不至于引起法律的干涉。也因为这种种原因，除了少数人知道到哪里去发见或怎样去发见逆转的例子而外，逆转现象究属流行到什么程度，一般人是不知道的。在德国，希尔虚弗尔德在这问题上的了解是谁也比不上的，据他综合许多方面的估计（即许多不同作家就人口中许多不同阶级所作的估计）而得的结果而言，逆转的人以及同性恋和异性恋两可的人，要占到全人口的1%到5%。在英国，我个人单独观察，虽远不及希氏那般深广，发见在有知识的中等阶级里，普遍的程度也正复相似，在中下各阶级里，同性恋的例子虽若较少，但也并不稀罕，此种例子虽未必都有先天的根据，但遇有同性恋的事件发生，他们几乎完全没有什么憎恶或惊诧的表示；中下阶级里许多逆转的例子也时常谈到这一点；也可见不稀罕之说是一个事实了。在女子中，同性恋的存在比较不容易刺探出来，但事实上其流行的程度似

[1] 关于中国的情形，详译者所作《中国文献中同性恋举例》，见篇末附录。

乎并不比男子中为小；这是和上文所已讨论过的各种歧变很不相同的一点，那几种歧变，在男女的分布上，我们多少可以找到一些区别，但同性恋是分布得很平均的；极端的同性恋的例子也许在男子中比较多些，但不甚显著而根底较浅的例子则似乎以女子为多。[1]在有的职业里，逆转的例子也比较多。在科学家与医生中，逆转的例子并不见得特别多；但在文学家与艺术家中，特别是在伶人中，这种例子是屡见不鲜的。[2]在理发业与男女侍役业里，情形也复如此。反过来，很大一部分有知识的逆转的人都表现出各种艺术的兴趣，特别是音乐的爱好，[3]就我个人观察所及，这种人可以占到全数的68%。

美国的知识阶级与自由职业阶级也有同样的情形，并且表现得比上文所说的还要清楚。佩克（M.W.Peck），在波士顿的

[1] 霭氏论两性的不同，认为男子变异性（variability）大，女子变异性小，即男子品性走极端者相对的多，而女子则中庸者多。近年以来，研究性别的人也大都持此见解。同性恋的倾向既属品性的一种，当亦不是例外。

[2] 清代末叶以前北京的“象姑”或“相公”，大抵由幼年的伶人兼充，优伶是主业，“相公”是副业，或优伶反成为副业。“相公”的称呼原先只适用于男伶而演旦角的人，后来则成为男伶而同时是同性恋的对象的人的一种称呼。再后，好事者认为“相公”之名不雅，又改为“象姑”，声音相近，而义则更切。当时北京通行的一种近乎指南性质的书，叫作《朝市丛载》的，载有咏象姑车诗说：“斜街曲巷趁香车，隐约雏伶貌似花，应怕路人争看杀，垂帘一幅子儿纱。”到清末及民国初年，伶人如田际云（想九霄）辈始出而倡议废止所谓“私寓”的制度，详见译者所著《中国伶人血缘之研究》238—239页（商务印书馆出版）。

[3] 中国的“象姑”或“相公”必兼擅音乐及扮演，是无须说得的，同时也兼习其他艺术，特别是绘画及书法，亦所在而有，清代陈森的《品花宝鉴》在这方面是相当写实的，参看本书篇末附录。

60个大学教师里，发见7个是很确实的同性恋者，其中有6个人并且承认在成年以后和别人有过行为上的表示以至于身体上的接触；这60个教师并不限于一二院系，而是任何院系都有分。7人之外，又有2人也显然有同性恋的情绪，但本人并不自觉。佩氏认为就大学教师阶级而言，10%是同性恋的，先不问有无行为上的表示与身体上的接触。[1]据汉密尔顿医师的调查，100个已婚女子中，只有44个不承认在青年时期有过同性恋性质的游戏生活，至少是追忆不起有过这种经验；但同时却有46个男子和23个女子承认有过同性的情好关系，并且要好到一个彼此对性器官以刺激相加的程度。[2]戴维斯女医师也发见31.7%的女子承认对别的女子有过热烈的情绪；而27.5%的未婚女子承认在童年有过同性恋的游戏，但其中48.2%也承认一到成年，这种游戏就停止了。[3]

同性恋的普遍和严重还有一个事实的证明，就是“象姑”业或“相公”业的发达。（同329页注[2]）这在德国柏林有人做过特别的研究；在柏林，警察对象姑业的态度和对娼妓业的态度，是同样的容忍，因为他们承认只有取容忍的态度，才可以管理她们和限制她们，使她们不至于妨害都市的公安。希尔虚弗尔德估计柏林的象姑约有20 000人；但后来毕克登（Werner

[1] 见佩氏所著《大学人物的性生活》一文，载美国《神经与心理病杂志》，1925年1月号。

[2] 见汉氏所著的《一个婚姻的研究》一书。

[3] 见戴氏所著《二千二百女子性生活的因素》一书。

Picton）比较精密地估计则以为只有6000人。[1]其中三分之一以上是可以断定为有精神病态的；而四分之一不足则不但所以满足顾客的同性恋欲望，自身也有同样的欲望。象姑业的产生，普通承认的原因是失业，好比娼妓业一样，但事实上原因当不止于失业的一种。

性的逆转虽属一个如此重要的现象，但一直到近代，它才成为一个科学的研究题目或被认为有研究的价值。这是在德国首先开始的。在十八世纪末，德国学术界有人发表了两个例子。后来霍斯利（Hoessli）[2]、卡斯巴（Caspar）[3]，特别是乌尔里克斯（Ulrichs，"优浪现象"的名词就是他起的），[4]又做了些清宫除道的工作，但这些都不能算重要。到1870年，韦斯特法尔（Westphal）所观察的例子发表以后，才奠定了这方面的研究基础。韦氏所观察的是一个青年女子，他对她的特点与此种特点的原委描写得十分详尽，他证明这种特点是先天遗传的而不是后天获得

[1] 见毕氏所著《柏林的男妓业》一文，载《霍华德杂志》，1931年。

[2] 霍氏是瑞士的一个商人兼作家，他在1836年，鉴于当时发生的一个因同性恋而引起的妒杀案件，写了一本书，叫《恋爱之神》（*Eros*，厄洛斯，男神，和女神阿佛洛狄忒 Aphrodite有别）。据一部分批评家的见解，这是柏拉图《宴席》一篇以后，在同性恋的题目上第一本认真的作品。

[3] 卡氏是十九世纪中叶德国法医学界的最高的权威，他指出后来所称的逆转现象是一种"涉及道德的阴阳同体现象"，而是有先天的根据的，见1852年卡氏所自编的《卡氏季刊》。

[4] 乌氏不是一个专门的学者，而是一个法庭的员司，不过从1864年起，他在性逆转的题目上发表了一系列文稿。他也认为同性恋是一种先天的变态，是"女子的灵魂联合在男子身体里"（anima mulieribus in corpore virili inclusa）的一种变态。

的，因此，我们不应当把它看做淫恶的表示；他又说明，这女子的生活里虽有神经不健全的成分，却不是一个疯狂的例子。[1]从此以后，我们对性的逆转的知识，便很快地一天比一天加多了。克拉夫特-埃平，是逆转现象的第一个伟大的诊察家，在他的《性的精神病态学》里，他搜集了一大堆逆转的例子；这本《性的精神病态学》，不用说，也是在性变态方面唤起一般人注意的第一本科学的作品。冒尔也是一个比较后起的大家，他的评断力比克氏为强，他的科学训练也比克氏为广，克氏一书问世后不久，他的那本很值得钦佩的关于《性的逆转》的专书也就出版了。最后，希尔虚弗尔德继踵而起，他对逆转的人的同情的了解，在质与量上都是无与伦比的，而他的那本《男女同性恋论》（*Der Homosexualitaet*，1914年）不啻是这题目的一册百科全书，可惜到现在还没有人把它译成英文。意国好像是"性的逆转"这个名词（inversione sessuale）的发源地，在那里，学者如里蒂（Ritti）、塔马契亚（Tamassia）、朗勃罗梭（Lombroso）等很早就提出过若干例子。在法国，1882年夏尔科和马尼昂最先着手这方面的研究，[2]后来又有一串很著名的研究家在这现象上下过不少功夫，使它越来越易于了解，这些研究家包括费瑞、塞里厄（Sérieux）、圣保罗（Saint-Paul，笔名为Dr.Laupts）[3]等。在俄国，最先对这

[1] 韦氏是柏林大学的精神病教授，他是《精神病学藏档》的多年的老编辑，这例子就是在《藏档》里发表的。

[2] 见是年法国《神经学藏档》。

[3] 圣保罗在这题目上也有一本专书，叫《同性恋与各式同性恋者》，原本，1896年；增订本，1910年。

现象有所探讨的是塔诺夫斯基（Tarnowsky）。在英国，西蒙兹（John Addington Symonds）以名医之子而自身又富有文学天才的资格，曾经私自印行过两本很值得注意的小册子，一本讲古希腊的逆转，一本讨论近代的同性恋问题。[1]卡本特（Edward Carpenter）也著过一本小册子（最初也是私自印行的），后来又出过一本专书，叫做《间性论》（*The Intermediate Sex*），原先是用德文发表的，后来才有英文本。拉法罗维奇也用法文出过一本有相当价值的书。[2]而我自己关于这方面的一本专书，[3]最初也是在德国出版的（书名叫《反性感》，德文原名是*Das Kontrocre Geschlechtsgefuchl*，1896年），后来又在英美两国印行。不过在美国，在我的书问世以前，基尔南和利兹登（Lydston）两家对于性逆转的事实与理论已经有过相当的注意。近年以来，这方面最值得注意的英文作品是从西班牙文译出来的马拉尼昂（Marañó n）的那本书（译本，1932）。[4]

近年来，这方面的研究虽多，但各家的意见还没能完全趋于一致。第一个困难与最根本的困难是在断定性逆转究属是先天遗传或后天获得的。在克拉夫特-埃平的影响传播开

---

[1] 西氏两本小册子的名字是：《希腊伦理中的一个问题》（1883年）和《近代伦理中的一个问题》（1891年）。霭氏《性的逆转》（今《研究录》第二辑）的初稿，是和西氏合作的。

[2] 书名为《优浪现象和单性现象》。

[3] 即今《性心理学研究录》第二辑。

[4] 马氏书名《性的进化和间性状态》。

来以前，一般的意见是以为同性恋是后天的，是习得的，简而言之，它就是一种“恶习”，大体说来，是手淫过度或房事过度以致阳事不举不能行人道后的一个必然的结果；也有以为是早年的暗示所造成（比内与施伦克-诺津主此说）。克拉夫特-埃平则承认同性恋有先后天两类。从此以后，先天之说就渐渐占优势，而后天说的重要就逐渐消减了。在冒尔的作品里，这趋势就很显著；希尔虚弗尔德和马拉尼昂以为在任何同性恋的例子里，总免不了一些先天的成分；而布洛克与阿尔特里诺（Aletrino）等则把因后天原因而有同性恋行为的人划分开来，另成一类，叫做“拟同性恋”（pseudo-homosexuality）。奈克的见地也是如此，他认为我们要分的，不是先天同性恋或后天同性恋，而是真正的同性恋或虚拟的同性恋；他又认为即在壮年以后才发见的同性恋也不是后天获得的，而是先天遗传的，不过发见得迟一些或“晚成”一些罢了。[1]有几位起初完全主后天说或侧重于后天说的专家（例如奈克与布洛克）后来也采取了这比较新近的见解。许多精神分析论者虽然到现在还认定同性恋是一个后天的现象，但也承认这现象往往可以成胶着或固定的状态，因此，其间也许有先天气质的关系；既有此留余地的看法，则精神分析派和其他各家的意见纵有出入，也就无关

[1] 这见地是对的，“少成若天性”，少成之中，自有其天性的基础，不但少成如此，晚成也未尝不如此。“习惯成自然”一语亦应作同样的看法，即，若无自然做依据，习惯是养不成的。同性恋也不能逃此公例。

宏旨了。[1]

在各家的见地里，除了先天或后天一点而外，还有很基本的一点也经历过一番变迁，就是性逆转即使承认是先天的，它是一个病态、一个“退化”的状态抑或只是一个变态呢？在这一点上，克拉夫特-埃平最初是比较保守的，他接受向来的看法，认为逆转是一种神经病态或精神病态的表示。但在他最后的作品里，他很谨严地修正了它的地位，而很心悦诚服地承认逆转是一个变态现象，而不复是一个病态或“退化”现象。这也是后起诸家的见地所共循的一个一贯的趋向。这趋向是对的。逆转的人也许是很健康的，除了逆转的一点特殊变态而外，其余种种也许都是很正常的。我个人的立场一向以为逆转是一个变态，而不是病态，固然我也承认逆转状态和轻微的神经病态往往有密切的关系。希尔虚弗尔德（他发见逆转的例子之中，25%不足是有遗传的病根的）认为即使逆转现象里有一

---

[1] 中国文献里所叙同性恋的例子虽不算太少，但对于逆转现象与此种现象的由来则无学理上的探讨。不过类似先天或后天的说法也未尝没有。清纪昀在《阅微草堂笔记》（卷十二）里说：“凡女子淫佚，发乎情欲之自然。娈童则本无是心，皆幼而受绐，或势劫利饵耳。”这可以说是后天之说。清袁枚《随园诗话》载逆转者春江公子诗，说：“人各有性情，树各有枝叶，与为无盐夫，宁作子都妾。”这可以说是先天之说。不过纪氏在《笔记》里另一处（《如是我闻》卷三）说到伶人方俊官的一生因果，又作“事皆前定”之说，又说：“此辈沉沦贱秽，当亦前生孽报，受在今生，未可谓全无冥数。”则又若并不完全否定先天之说。遗传学家所称的先天和因缘果报者所称的先天，虽大非一事，但既属先天，其不因后天的教育训练而轻易改动，则一切主先后天分别的学说都承认的。说详篇末附录。

些神经病态的基础，那病态的成分普通是很小的；对希氏这见解我们可以表示同意。

讨论到此，我们不妨探讨一下同性恋的生物学的基础了。我们的主要对象原是同性恋的心理学，但心理的领域，是在更大的生物的领域之内，或心理自有其生物的基础，比较寻根究底的讨论势不能不加以考虑。同性恋既有其先天的根源，更不容我们不参考到此。寻常我们似乎很容易说明高等生物界有两个截然划分而一成不变的性，一是挟有精细胞的雄性，一是挟有卵细胞的雌性。不过从严格的生物学的立场说，这看法是早已不正确的了。性究竟是什么，我们也许不知道；但我们知道它是会变动的，两性中的一性变成另一性是可能的；两性也不能截然划分，中间的界线往往不很确定。即在一个完全雄性与一完全雌性之间，有许多发育程度不同的中间状态。在有的生物的物类里，雌雄是分不大清楚的。性原是造化所运用的方法之一（此种方法在自然界不一而足），所以保障物种的繁育，但撇开了生殖作用而研究性的现象也是理论所许可的。造化的最终目的为繁育，“天地之大德曰生，生生之伦莫不孳乳”，[1]固然不错，但繁育与孳乳的方法不止一种，而两性的方法不过是其中之一，也是无可否认的。既不过是方法之一，造化在运用之际，容有几分出入，也是情理上应有与可有的事。

我们不能不假定在每一对性染色体里，无论其为XX或

[1] 借用严复译赫胥黎《天演论》劈头的几句。

XY，中间寄寓着一个有动力的物质基础，其活动的结果，命定了一个发育的个体，不成为雄型的，便成为雌型的。两个不同族类的个体交配的结果，例如两个不同族的蛾类（在蛾类里这现象是有人特别研究过的），[1]其子息往往不大正常，雄的子息可以有向雌性方面发展的趋势；或者，在其他情势下，雌的子息有向雄性方面发展的趋势。在研究的人的印象里，前者的血缘似乎是“转强为弱”，而后者则“转弱为强”。在这样一个比较低等动物的物类里，我们已经可以看见所谓“间性”（intersexuality）的状态；由此以上，以至于人类，而进入心理学的范围，有人也时常用相类的名词，间性或中性（intermediate sex）等，来指称这一类居间的性型，但事实上这一类名词是不正确的。实际的现象大概是这样：决定雄性与雌性的因素之间，是有一个数量的关系的，这关系若和谐，或不成雄，便成雌，不成男，便成女，否则便成一种居间与夹杂的状态。决定性别的因素是个体遗传气质的一部分，因此，是与生俱来的，并且在发育的过程里，会越来越显著。所谓发育过程，不止指个体的发育，也指种族的发育，种族的发育到人类的阶段，这种居间与夹杂的状态就进而在心理与精神的领域里表现出来了。

---

[1] 这里所指的研究蛾类的专家显而易见是德人而目前在美国加利福尼亚大学担任动物学讲席的戈德·斯密特（Richard Goldschmidt）。戈氏关于间性状态的研究论文极多，最近（1938年）又把他自己和别人研究所得一并纳入一本英文的新书，叫《生理的遗传学》（*Physiological Genetics*）。

生物学家研究蛾类的时候，发见间性的状态是可以用同种而异族的个体交配而得，并且这种状态也比较高等的动物所能表现的为简单。到将近人类的物种和在人类自身，间性状态的方式就不一而足，但在外表上倒也并不显著，甚至于完全看不出来，而其产生的原因，由于族类交配者少，由于个体变异与歧变者多，同时，外界的影响，在任何发育的阶段里，也时常在那里活动，帮助这种间性状态的成立。

不过间性状态的产生，性染色体的关系虽属基本，还是比较间接的，比较有直接关系的是内分泌的作用。我们可以有这样一个看法，就是，性的发育，最初是由性染色体领导的，但性染色体的影响有时而尽，及其既尽，其导引的地位便由内分泌取而代之。内分泌不止一种，每一种多少和性的决定都有关系，各种内分泌又有其集结的特殊的复合体；身体体质部分（所以别于种质）[1]所成的组织，[2]不断地在接受这种复合体的活动与刺激；因此活动与刺激，这些组织便有发展与表现雄的性征或雌的性征的潜在能力；我们要注意那个“或”字，雄的

[1] 种（germ）和体（soma），或种质（germplasm）和体质（somatoplasm），是近代遗传学的一个基本观念之一。种质是本，是遗传原素所寄托之因；体质是末，是遗传品性所表现之果；体质由种质分化与专化而来。就世代关系而论，种质是绵续的，而体质是中断的。就生理关系而论，一个个体的种质把体质构成而后，和它也是比较隔绝的，所以外界可以达到体质的影响大都达不到种质，后天获得性的事实上无法遗传下去，一部分就因为种质是比较独立的缘故。

[2] 生物个体最小的基体或单位是细胞，细胞的有机集体是组织，组织集合而成器官，器官集合而成系统，个体是由多个系统集合而成的。

或雌的，男的或女的，都属可能的。卵巢除产生卵细胞而外，也有其性的内分泌，不过这种分泌的作用，据专家的见地，在发育的初期里，对于体质部分是不发生很显著的影响的，因此，女性的发展好像是完全属于先天固有的，但及其既经发展，此后的维持，即女性性征全部的维持，也还得依靠性内分泌的复合体的力量。但男性的发展与分化则不然。固然，它也有它的先天固有的基础，但其发展似乎始终得依靠精囊所供给的内分泌。因此，这方面的生物学家认为，所谓雌性或女性实际上是一个不分雌雄男女的性的型式，在男性的内分泌上场以前，一个个体的体质部分就取这样一个无所谓雌雄男女的型式，及男性的内分泌上场，方始发生作用，这体质才获得男的性型，而从阴阳不分的原始型式分化出来，以成所谓男性。所以，假若男性的内分泌展缓登场，或登场愆期，结果就成为某种程度的间性状态，愆期不多，则男性的成分虽不达寻常的标准，还不至于太少；愆期过久，则女性的成分便要占优势了，愆期的久暂和女性成分的多寡成正比例。葛吕说过：“雄性内分泌开始活动的迟早决定了变态程度的大小。”[1]这可以帮同解释，为什么一个个体，在生命的初期看上去是雌的或女的，一到性成熟的年龄却表现起雄的或男的性征来。

肾上腺（肾上腺的外层）也制造一种内分泌，其活动的结果，和精囊的内分泌一样，也有一种增加男性化的影响。这种变本加厉的结果，如今有人叫做“阳刚现象”或“男性化现

[1] 见克氏所著《性论》一文，是《近代科学大纲》一书中的一篇。

象”（以前医学的名词是“肾上腺性征异常综合征”），其表现与多毛发状态（hypertrichosis）有联带关系，其在男子，则多毛发状态而外，更有性发育与一般体格发育的提早等，其在女子，则更有子宫的萎缩、附带着卵巢内部的变化、大小阴唇的发育不足、阴蒂的过分发达、乳峰的退化、盆骨的变窄、肩部的放宽，附带着肌肉或脂肪的特殊发展等性征上的变化。性的功能因此也发生扰乱，甚至于到不能孕育的程度。根据发生的迟早，我们可以把阳刚现象分做四种型式：一是先天型（侧重女性的拟阴阳同体，性腺如卵巢等照常，但第二性征却是男的）；二是发陈型（发生在将近春机发陈的年龄，多毛发，月经不调）；三是成人型（与第二型大致相同，但性征上的变动比较不显著）；四是产后型（发生在绝经以后，脂肪过多，全身发胖，毛发脱落或变本加厉地增多，神志不健全，一般的机能衰弱）。肾上腺的分泌究属怎样的活动，以致引起这一类的变动，专家的见地还很不一致。

从大体看，间性的状态，据希尔虚弗尔德的说法，可以分为四类：一是生殖官能的阴阳同体（男女性器官混合存在）；二是体质的阴阳同体（男女第二性征的混合存在）；三是心理的阴阳同体（哀鸿现象或男女心理品性的混合存在）；四是性心理的阴阳同体（即同性恋）。[1]

所以，研究同性恋事实上不能超出间性状态的范围，我们也

[1] 这四类间性状态的英文名称，顺着次序，是genital hermaphroditism，somatic hermaphroditism，psychic hermaphroditism，psycho-sexual hermaphroditism。

无疑不能搁过内分泌的作用而不论，不过我们事实上也已经进入心理的领域，而一进心理的领域，许多生理以及病理的综合征普通就不容易追究了。这种综合征无疑的未尝不存在，但大部相当轻微，即间或比较显著，也是无关宏旨。固然，我们也承认，在许多年前，韦尔（Weil）和其他专家也曾就同性恋的例子，寻找一些轻微而终究可以量断出有先天依据的品性，以示和寻常人多少有些区别，但这些区别毕竟是有限的。除了这种量断得出的区别而外，我们也不怀疑，在有的人，间接因先天有机的气质，而直接或因内分泌的比较异常的凑合，确乎有一种特殊的行为倾向，使他们对同性的人可以经验到性的满足。这种人也许不多，但日常经验又告诉我们，另有更多的一批人，平时也许是很正常的，但若处境特殊，不能和异性的人来往时，暂时也可以在同性的伴侣中取得一些性的满足；不但在人类如此，在人类以下的比较高等的动物里，也有这种例子。

我们假如说，每一个体是男性成分和女性成分的一个混合体，而两性的分量大有不齐，拼凑的方式也很不一致，因而造成各式的性型；一个逆转的男子是由于女性的成分特多，而一个逆转的女子是由于男性的成分特多——这说法虽简单，却是有些危险的，因为它近于刻板，而刻板的说法万难解释全部的逆转现象。不过，如果我们把许多常人所间或表现的同性恋的行为搁过不论，我们也似乎很有理由地说，逆转是一个先天的变态，或者，说得更正确些，是基于先天条件的一个变态。如果说这变态同时也是一个病态，也没有什么不可以，不过所谓病态，我们得依据威尔休（Virchow）的看法，威氏对病理学的定义是，病理学不是研究各种疾病的科学，而是研究各种变态的科学。这看法是最合理的，我们在上文不已经说过么，一个逆转的人是可以很健康的，如同色盲的人的健康一样。因此，先天的性的逆转是生物界的一个变异。这变异的由来无疑是因为性的分化不全，而这种变异的状态和一个个体所表现的任何病态往往没有什么必然的牵连关系。

这样一种性的逆转的理论近来大有流行的趋势，并且一天比一天有力量。不过事实上也并不太新奇，我们若把它追溯一下，那历史也不算太短；乌尔里克斯，在1862年，早就说过逆转是“阴阳同体的一种”。1888年，基尔南在美国也申说过，在进化历程的初期里，双性两可的现象原是有过的，人种既属于同一的演化历程，和这两可的原则自然也有关系。胎儿在成胎后八个星期以前，至少表面上也呈一种两可或不分男女的状态，谢瓦利埃（Chevalier）对于逆转现象的解释就拿这事实做根据，那时是1893年。[1]次年，马德里的作家勒塔曼迪（Letamendi）又提出“泛阴阳同体现象”的说法（panherimaphroditism），据他看来，男性中必有潜在的女性的种子，女性中必有潜在的男性的种子。[2]最后，到1896年，克拉夫特-埃平、希尔虚弗尔德和我自己（三人似乎是不约而同的）都采取了和上文各家所提出的相似的解释。

---

[1] 谢氏也著有一专书，名《性的逆转》。

[2] 勒氏是当时西京马德里医科大学的教务长，他这番见解是在1894年在罗马举行的国际医学会议席上发表的。

这一类性逆转的见解的流行对于逆转现象在治疗学上的分类当然有它的影响，克拉夫特-埃平承认四种不同的先天逆转和四种不同的后天逆转。冒尔拒绝了这样一个复杂的分类，而另外承认两类，一是性心理的阴阳同体现象（psychosexual hermaphroditism），如今普通称为双性两可现象（bisexuality）；二是完全的逆转现象，即非同性不恋的现象。这分法和目前大多数专家所承认的分法是大致相同的。换言之，除了非异性不爱的人而外，我们只能有两种人，有些是非同性不爱的人，有些是同性和异性两可爱悦的人。这简单的分法而外，当然还有无限的个别的例子，但正唯其个别，是不容易归纳成确切的门类的。就是所谓双性两可的一类便不很确切，因为其中一定有些分子，原是先天的逆转者，但在后天也稍稍习得了异性恋的能力。

如果我们把比较显著的性逆转的例子观察一下，我们可以发见若干共同或屡见重现的特点。其中很大一部分的家世（据我个人的经验而言，大约在50%以上）虽相当健康，但不健全的也复不少，大约有40%的家世里，总有几分病态或变态，例如心地偏窄、酗酒成癖、“神经衰弱”等等。性逆转的遗传是很清楚的，这一点虽也有人否认，但事实俱在，怕不能不终于承认的；一家之中，有兄妹同是逆转的，也有母子同是逆转的，也有叔侄同是逆转的；有时二人之间，彼此未必知道有相同的特性，但在善于观察的第三者看来，却是无疑的。据我的材料，家世逆转或遗传逆转的例子要占到全部逆转例子的

35%，而罗默尔（vom Roemer）观察到的比例恰好和我的相同。这些事实已足够证明逆转现象大约是与生俱来的了；至于个人身心的健康则大约三分之二的例子是好的，并且有时很好，但其余则神经上总有几分欠缺或性情上总有几分不稳称，只有很小的一部分（依我的观察是8%）显然是有病态的。

在大多数例子里，逆转的倾向是很早就呈露的，大抵在春机发陈的年龄，但在此年龄以前即已呈露的，亦所在而有。很大一部分例子的性发育，也显然比寻常要早。性感觉的过度锐敏也是一个常有的趋势。许多逆转的例子自己承认“感觉过敏”或“神经脆弱”。外界暗示的影响也往往可以推究出来，不过在这种例子里也大抵可以找到一些先天逆转的证据，先天逆转倾向于前，斯暗示易于发生效力于后。很大一部分例子是有手淫习惯的，但在通常异性恋的人中，手淫的习惯是同样的普遍，因此，手淫决不是逆转现象的成因之一是显而易见的。逆转者的性梦大抵也是逆转的，[1]但不逆转的性梦也是可以有的，即在先天倾向相当清楚的逆转的人，有时也可以有正常的性梦，好比正常的人有时也可以有逆转的性梦一样。

逆转的性冲动所由取得满足的方法是不一而足的。在我所观

---

[1] 上文335页注[1]引纪昀《笔记》中所述伶人方俊官的例子，按方俊官在将近春机发陈的年龄就做过逆转的性梦：“俊官自言本儒家子，年十三四时，在乡塾读书，忽梦为笙歌花烛，拥入闺闼，自顾则绣裙锦帔，珠翠满头，俯视双足，亦纤纤作弓弯样，俨然一新妇矣。惊疑错愕，莫知所为。然为众手挟持，不能自主，竟被扶入帏中，与男子并肩坐，且骇且愧，悸汗而寤。”（《如是我闻》卷三）逆转者有逆转的性梦，这是富有代表性的一例了。

察到的例子中，差不多20%是从来不曾和别人发生过任何性关系的。30%到35%是有过性关系的，但程度不深，大都不过是一些身体上浮面的接触，程度最深的也只是相互的手淫罢了。在其余的例子里，两腿肌肉之际的交接是一个比较通行的方法，“咂阳”也间或用到。在女的例子里，取得满足的方法不外接吻、身体紧密的偎倚、相互手淫间或也有“咂阴”的，但逆转的人所处的大抵是一个主动的地位而不是被动的地位。男的逆转的例子倾向于“鸡奸”或“粪门交接”方法的（也见主动多于被动）为数不多。希尔虚弗尔德以为此种例子占全数8%，我则以为15%为差较近实。

男性的逆转者往往有相肖于女性的倾向，而女性的逆转者则有相肖于男性的倾向；并且这种倾向在身心两方面都有；相肖的品性也不止一端，有的好像和其他的品性有些格格不相入，但也不一定。但有的逆转的男子始终自以为富有阳刚之气；也有许多别的例子说不清楚究竟自己觉得像一个男子抑或像一个女子。女的逆转者，在态度与性情上很像男子，但此种相像外表上也不一定很明显。在身体的结构与生理的功能上有时也略有变动。无论男女，性器官的发展有时在寻常标准以上，但大抵在寻常标准以下者为多，即多少有几分幼稚的状态。不男不女或亦男亦女的状态（gynecomasty）有时也观察得到；在女子，喉头的发展会有几分像男子；多毛发的状态也可以有。（据马拉尼昂的观察，男的品性倾向于在右半身发见，而女的品性在左半身发见）逆转的男子有时不会作啸声。又逆转者无论男女，面貌及体态上总见得比较年轻，即实际已到壮年，看去还保持着不少青年之气。也无论男女，往往特别喜欢绿的颜色。（通常绿色是儿童最喜欢的一种颜色，尤其是女童）逆转的人也往往有些戏剧的才能；一种喜欢铺张炫耀和把自身打扮得花枝招展的倾向也不算不普遍；装饰品以及珠宝的爱好也是有的。许多这一类的身心特点可以说多少都是幼稚状态的一些表示，[1]而幼稚状态无他，就是一个双性两可的状态；我们越是把一个个体的生命史向前追溯，我们便越是接近一个双性两可的时期。上文讨论性逆转的起源时曾提到双性两可的现象，到此，这一个溯源的说法就更取得了几分佐证。

在道德方面，逆转的人大抵接受普通正常的观念，而对于自己的地位总想设词以自圆。其对自己的本性作强力的挣扎，而始终不以自己的态度为然或对自己的地位发生怀疑的，为数不多，不足20%。逆转的人难得向医师或专家请教，这就是一大理由了。他们这种自圆与自是的地位多少也受外界舆论与法律的推挽，而益见其巩固，在法国以及其他受到《拿破仑法典》影响的诸国（意、比、荷等国），单纯的同性恋行为是和法律不发生接触的，但需不用强暴，不侵犯未成年的人，不伤公开的风化，此种行为是不成为罪名的。主要的国家中，只有英美两国还保持着一部分旧时教会法律的影响，对此种行为还

[1] 中国唱生旦的伶人，无论其兼营“相公”业与否，全都善用所谓“假嗓”的喉音，并且往往能维持到壮年以后。清李斗《扬州画舫录》里讲到扬州当全盛时代，唱旦角的男伶有到了八九十岁还能登场演唱的，例如小旦马继美，年九十，犹如十五六处子。此其解释必须向这一段幼稚现象的讨论里寻找。详见译者所著《中国伶人血缘之研究》，37页。

不免以比较严厉的看法相绳。不过在英美等国，法律在这方面的行使也时常引起种种困难和争辩；因为要断定同性恋行为究属是不是一桩刑事的罪名，实在是不容易的。在实际上，被发觉的同性恋的案件也不会多，也没有人故意去侦索这一类案件，偶有发觉，公安当局也大抵装聋作哑，不加追究。我们也不要以为凡是这方面有法律制裁的国家，逆转的人就比较少，比较不显著，这推论是绝对不对的。例如在法国，在旧时君主专制的时代，逆转的人是可以依法焚杀的，然而在那时代里逆转的现象不但发达，有时还很时髦，很受人注目；但在今日的法国，情形就完全相反。近人有鉴于这种历史的事实，所以发起了一种运动，主张凡属不违反社会治安与风化的同性恋行为应不受法律的惩处；这运动在开明的医学与法学界中已经取得了不少拥护的力量。一旦此种主张成为事实，行见为了这题目而发生的社会上的骚动，包括开明人士为同性恋者的请命运动在内，既可无形消灭，而因此类骚动而对同性恋者所养成的一种妄自尊大或高自标置的心理也便可以不再存在了。对同性恋的行为一体加以压迫，固属不对，同性恋者自身的此种心理，也是不健全的，甚至是有妨碍的，不过外界的压迫一日不去，此种心理便多一日滋长的机会。关于同性恋的刑法有取消的必要，这一层可以说是最有力的理由了。[1]

---

[1]　霭氏本节又尝参考到一篇论文，虽列入书目而未尝在文字中特别提出，就是勃洛斯特（L.R. Broster）的《性征辑评》，载《不列颠医学杂志》，1931年5月2日。

第二节　性逆转的诊断

我们在上文很早就说过，儿童时期的性冲动比成人时期的要来得散漫。也许正因为比较散漫，所以冲动的力量不会很准确地集中在异性对象的身上。德索瓦（Max Dessoir）甚至说，男女孩子在满十四五岁以前，就正常的情形而言，性的本能是不分化的，即在对象方面不做男女的辨别。[1]后来弗洛伊德（承美国心理学家詹姆士及其他专家之后）再三地说，在童年孩子的性生活中，通常总有一缕同性恋的气质。[2]在理论上这见解是完全通达的。每一个人，在体质方面，既具有异性的种子，那在心理方面，自亦不免有异性种子的存在；而在儿童时期，一人固有的性别既尚未发展，异性特点的相对显著，也是情理内应有的事。

同性恋倾向的早年即呈露与生理学家研究的结果也是不谋而合地相呼应的。希普的结论里就说，我们所有的资料都证明“世间没有纯粹雄性或雌性的动物。……一切动物多少都含有雌雄两性的成分”。生理学家所以有此结论的理由是相当显明的，而这样的一个结论也是心理学家久已认为最合理的逆转现象的解释。从这样一个结论，我们就更容易了解为什么在应占优势的性的成分还没有充分发展的年龄里，其潜在的性的成分

[1] 见德氏所作《关于性生活的心理学》一文，载德国《精神病学普通期刊》，1894年，第五册。

[2] 见弗氏《论文集》第三辑。至于詹姆士的见解则见《心理学原理》第二册，439页。

自会有一番出头露面的机会，一旦应占优势的性的成分充分呈露以后，这些潜在的成分始被抑而退藏于密。弗洛伊德在1905年写道："在我研究精神分析的经验里，我所遇见的男女例子的生活中全部可以找到不少同性恋的伏流，在分析之际，不能不加以郑重地考虑；没有此种伏流的例子，简直是一个都找不到。"（同348页注[2]）弗氏的经验宏富与分析功夫的周详，是我们知之有素的，他这番对有病态而需精神分析来治疗的人的话既属可信，则我们可知在比较正常的人，这样一个伏流，无论多么细微，一定也是存在的，所不同的就是一到成年以后，其隐伏的程度更深而更不易刺探罢了。我们这样一个推论也是合理的，因为我们早就说过，在正常的人和有病态而需治疗的人中间，原只有些程度上的差别，而找不到什么分明的界限或鸿沟。

这样一个同性恋的歧流或伏流之说是很可以邀我们承认的；我们看了上文之后，也可知此种承认也不至于把我们陷进一种处境，非同时接受童年的性冲动完全不分化之说不可。童年的性冲动，分化未到家则有之，完全不分化则不确。固然，在有的范围大些的学校里（尤其是有几个大些的英国公立学校），同性恋是很流行的，有的且因学校传统观念的推挽，骎骎然有成为一种校风的趋势。这种事实好像是替不分化之说张目，不过这种事实似乎终究是一些例外。读者之中谁都有过早年的学校生活和交游生活，如果大家回想一下去追寻一些同性恋的经验，无论是自己的或别人的，我恐怕不容易找出很多清楚的例证来。间或有些性的爱慕的事实，其爱慕的对象大抵悉数是异性的人，而不是同性的人。[1]

不过这只是说童年时期的性冲动并非完全不分化，而并不是说童年时期完全没有同性恋的趋向。这种趋向无疑也是存在的。一种多少有些浪漫性的同性间的爱悦是有的，男童中间有，女童中间或女童和比较年长的女子之间、女童和女教师之间往往也有，并且比男童要多得多。这种爱慕也时常只是片面的。但即使不是片面，而是相互的，即使内心的爱慕演成行为的表示，以至表示到一个可以取得相当性满足的程度，我们也不必大惊小怪，或轻下断语，或妄加干涉，以为它是淫恶之源应严加惩处，或以为是一种病态，故作解人而强欲付诸治疗。这一类行为的表示，就大多数的例子而论，实在是很单纯的，实在是童年时期性发育过程中所不可避免的一个阶段。

这一类同性恋的表现，大都是属于纯粹的感情方面的，即使有些性的感觉存乎其间，也是很模糊隐约的，粗鲁以至于残暴的方式虽也未尝没有，但是很偶然的；因此，我们在应付它们的时候，我们要切需记得，我们所应付的，表面上虽有几分异态，实际上也许是多少不失为正常发展的一个初期的阶段。如果我们过于躁切，妄下断语，认为它们是病态的、淫恶的或

[1] 霭氏这一番观察，就男女交际生活比较自由和男女同校的风气早就开辟的欧美情形而论，大概是准确的。但若就一二十年前中国的学校而论，男学生间同性恋的例子是不太少的，虽不至于像英国公立学校一般的成为一种风气，其间可以确指的例证，即就译者个人记忆所及，即不一而足。自男女同校之风开，这种例子当然是一天少似一天了。但即在男女同校的学校里，女同学间的同性恋的例子依然可以找到不少，甚至于有相约不嫁或将来共嫁一人的。不过，这终究是一时情感的表现，及时过境迁，年龄成熟，也就各走异性恋与婚姻的路了。

发乎恶劣的根性的，我们对一个孩子的品格，在神经与其他心理方面，也许可以遗留很大的创伤，至于这孩子在未来名誉上所受的不良影响，还是一个次要的问题。遇有这种表现时，如果必须应付的话，适当的方法是让做教师的人或有其他监护之责的人，本平时爱护的热忱，在授予一般的性的知识的时候，婉转地加以指示，让他一面知道尊重自己的人格，一面爱护别人的安全与健康。在女童中，这一类的表现大抵不引起什么严重的应付问题，一则因为这种表现比较普遍，再则因为同样是这种表现，若在女子方面发生，一般的态度比较放任，在女子自身看去，尤其是如此，不仅如此，往往观察别人有此种表示的女子，自身也就有这种表示。

不过，暂时的同性恋的表示是一事，先天的性逆转的倾向却又是一事，当其初期，两者也许是一样，但一则及期而归于无形消灭，一则可以暗示一个人一生的性冲动与性理想的特殊的趋向；起点虽同，而归宿则大异，是不容不细察而明辨的。在有的孩子中间，性的冲动，当其最初表现时，既不是毫无分化的表示，又始终不以异性做对象，而偏偏专向同性的方面去寻找出路，这其间就有问题了。不过，先天逆转的诊断是不容易的，一定要到成人期完成以后，才可以诊察明白而加以断定，在此年龄以前，诊断是可以的，但诊断错误的机会比较多。例如，有一个大学的学生于此，天分既高，造诣也好，而风流蕴藉的程度亦在侪辈以上，其所交游的人又大都是品格相同程度相等的同性学生，这样一个大学生，终其大学以至研究院的求学时期，也许一贯在同性人中寻求与满足他的情绪的生活，而对于异性，则始终不感到兴趣；这样一个男子自省之余，也许会自己断定是一个生而逆转的人。但是，一旦脱离大学的环境而与社会接触，他终于会发见他和一般的世人，在情欲方面，实际上可以说全无区别。这种例子虽不多，但也非绝无仅有。因此，一定要一个人满了25岁，甚至于过了25岁，我们才可以恰如其分地断定他的同性恋的冲动是先天根性的一部分，而不单是正常发育的一个阶段。即远在成年以后，一个人的同性恋的冲动也还可以改变过来而转入异性恋的方向，或演成一种折衷的局面而变做一个真正的双性两可的人。

但是话又得说回来。在很早的年龄，要断定一个人是先天逆转的固然是不行的，但根据一个人的行为倾向而加以预料是可以的。如果一个人性的发育是特别的早成，而其性的活动又完全以同性做对象，同时也许自己虽属男性而却有女性的兴趣，喜欢女性的作业，再如果在他的家世里又可以发见不少的神经变态和性情怪僻的倾向，我们就至少可以猜测，他大概是某一类先天逆转的例子了；不过，猜测是可以的，断定则还太早。

不过有的先天逆转的例子，虽属先天，而同性恋的倾向则出现得比较迟，甚至要到成年以后。这种情形，在以前大家都以为毫无问题是后天的而不是先天的。不过到了今日，许多专家以为这种看法是错了的，这种例子的同性恋倾向，其实未尝不与生俱来，不过是发展得比较迟缓罢了，他们所表现的可以说是一种晚成的先天逆转现象；早晚虽有不同，其为先天则一。

总之，我们总得辨别三种现象，第一种是真正的先天性逆转现象（无论发展的早晚）；第二种是双性两俱可恋的现象

（其中大多数例子也还是逆转的，不过表面上已取得相当的异性恋的习惯）；第三种的例子最多，也最不易诀别，可以叫做拟同性恋者，其所以有同性恋的表现的原因也不一致，或因一时的怨旷（例如航行中的水手），或因老年而性能萎缩，或因一种好奇爱异的心理，故意要在性的生活里寻求一些反常的经验。不过即在这种拟同性恋的例子里，我们根据目前专家中流行的看法，还得承认一些先天种质的基础，而不能看做完全是后天的一种虚构；先得有种子，然后会有枝叶花果，无中生有是不可能的。

性逆转的现象有特别严重的意义，因为表现这种现象的人，往往在理智与品格上要高出侪辈之上，即把古往今来许多著名的君王、政治家、诗人、雕塑家、画师、作曲家、学者等除开不说，剩余的例子中也还有不少高人一等的人。性逆转的不容易为观察所及，这大概也是原因之一。有许多医学界的人认为他们从来没有遇见过逆转的例子。即如英国的萨维奇爵士（Sir George Savage），是医学界经验极丰富的精神病学家。有一次他说，他似乎从没有和逆转现象发生过接触。另一位著名的医学家的经验起初也复如此，但后来却不同了。这其间的变迁是很可以发人深省的。奈克起初也认为没有碰见过逆转的人，有一次他写信给希尔虚弗尔德，请希氏送一个逆转的例子到他家里去给他看看，希氏对逆转现象的经验是任何其他医师所不及的，对于这请求自然是极容易答应的。逆转的人到了奈氏家里，奈氏见了，很吃一惊，原来这人他早就熟识，并且是他妻党方面的一个近亲，大抵一个人先得碰上这一类的经验，先把眼光放开了，才知道在任何社会环境里都可以发见逆转的人。不过，发见的功夫也并不太容易，大抵总是社会环境里地位最低微、生活最无聊、习惯最可鄙至于肯以色相换钱的逆转的分子才容易把他们的特性透露出来。至于地位较高的例子，除非有特别的事故发生，是轻易看不大出的。自杀的案件或突然死亡的案件，若发之于这种地位高而才具大的人，往往和逆转现象有相当关系，不过即在案件发生以后，即在当事人的墓木已拱之后，其所以致死的原因，就一般公众的视听而论，也许始终是一个哑谜。这种人大概从来没有请教过医师，把自己的心事和盘托出来给他看。他们也知道即使请教也是没有用的，普通的医师根本不懂怎样帮他们的忙，甚至在听取了他们的心事以后，还不免大吃一惊或作三日呕咧！

有一位医师，学识很好，品格很高，他同时也是一个有先天逆转倾向的人，不过因为传统的道德观念很深，始终不敢在行为上表现出来；有一次他在给我的通信里，写到当初在一个举世闻名的医学重镇的大都市[1]里专攻医学时的经验，他说："我第一次听到性的变态的题目是在法医学的班上，在那班上，性的刑事案件是总得参考到的，因为提到此种案件，教师也就不能不牵连讲到性的变态。不过他实在讲得很笼统，很不切实，同时，关于性逆转的一端，他也讲得极忽略，也根本没有提到。对于一部分生不逢辰的人，性的逆转是一个天生的状态；有许多不大正常的性行为，虽不正常，却也未必是疾病、

[1] 大约是指奥京维也纳。

淫恶或罪孽，他却不分青红皂白，一并归作常人怙恶不悛或立心不肖的行为或疯子的狂妄行为。对于我这样一个青年学生，这一番讲演的恶劣影响是可想而知的；我当时正开始深切地感到自己的性的本质和其他青年有深刻的不同，正在暗中摸索这不同的所以然，这一番讲授更变本加厉替我增加了无限的疑惑和焦虑，从此以后，我的特性就更像壳里的蜗牛一般，再也不敢出头露面了。更不幸的是，教师们在分类医学和临床医学两门最基本的课程里，对这题目竟只字不提。有几种极难得的病症——其中有几种在我二十一年的行医经验里始终没有碰见过——倒是极详尽地讨论过，独独对我个人最关切的一个题目，也是我以为我的职业所应该表示关切的一个题目，却完全付诸不论不议。”这位医师所口诛笔伐的一点也是历来学习医科的人所共有的一种经验；医学教育对于性的各种问题确乎是过于漠视了；不过我以为这种教育上的欠缺，流弊所至，涉及医生本身者尚少，而涉及其未来所能匡救的病者实多。幸而近来局势渐变，这种基本的缺陷如今已经很快地将次补足。

逆转的例子虽若在特出的人中比较特别多些。所谓特出，指的是两种人，一是所谓天才或其他有异常智能的人，一是指世俗所称“退化”的畸人；但寻常人口中这种例子也还不少。寻常逆转的人，有时有人把他叫做“女性化”的人，即在医生，间或也袭用这个称呼。这是与事实不尽符合的。有一部分逆转的男子诚然可以当此称号而无愧，他们在身心两方面都表现一种软绵绵的状态，在性情上他们善于忸怩作态，爱好虚荣，喜欢打扮，对于衣饰珠宝，大都表现特别的系恋；他们的旨趣很像娼妓的旨趣，有的后来真的变做男妓。不过这种例子不足以代表逆转的现象，好比娼妓——无论其为实际的娼妓或性情有类乎娼妓的女子——不足以代表女性的人格一样。事实上很大一部分逆转的男子是异常的风流蕴藉的，其感觉的锐敏，情绪的易于激发，也在一般人之上，不过这一类特点的存在，并不限于这种逆转的例子，许多神经比较脆弱而并无同性恋倾向的人也大都如此。还有别的例子，其中男女都有，则在身心两方面的外表上，完全看不出有什么特点可以暗示本人是一个性冲动有反常的趋向的人。许多人，包括一部分医师在内，认为始终没有遇见过一个逆转的例子，这显然是一个解释了；表面上既没有什么不同于常人的特点，试问将从何辨识、不过认识不认识是一回事，有没有是另一回事，事实上，逆转的例子在一般人口中的比例，据专家比较精细的估计，至少当在1%以上，即100人中不止1人。[1]

上文已经提到，逆转现象流行的程度在各国大概是差不多的，在欧洲南部的若干区域里，这种程度比较广得多，那大概是因为特殊的风俗与习惯的关系。[2]有的人总说，在他的本国人

[1] 读者到此，当已明白霭氏是把同性恋现象和性逆转现象划分得很清楚的。前者的范围要大得多，甚至于包括寻常人的偶然的同性恋行为在内，所以在人口中的百分比也要大得多（见本章第一节）。后者则专指有先天根据的同性恋，其范围要小得多，所以在人口中的百分比也要小得多。

[2] 此种地域分布不同的印象，在中国也有。清褚人获《坚瓠五集》（卷三）即有“南风”以“闽广两越为尤甚”之说。在福建，男子中间有所谓“契哥契弟”的风气。在广东，特别是顺德一带，女子中间有所谓“金兰会”的组织，见清梁绍壬《两般秋雨庵随笔》（卷四）及张心泰《粤游小志》。这种分布不同的印象大概就是这一类的风气所引起的，实际上这些是不能做分布不同的佐证的。

中，逆转的例子要比较少，大概在外国要多些。这是不明事实真相的话。这种表面上与印象上的估量的不同是随着各国社会与法律态度的互异而来的。这并不是说凡属法律比较宽容的国家，逆转现象就比较发达，而严刑峻法的国家，逆转的例子就比较少，其实就浮面的印象而论，后一类的国家里，反而要见得多些，因为，严刑峻法的结果，不免引起一般有心人对逆转者的热烈的同情，同情的发展会演成一种要求取消此种刑法的运动，运动是必须大吹大擂的，于是在一般人的心目中，不很大的题目会变成大题目，不很多的例子会变做很多的例子。在一切性的歧变中，流行之广，要推同性恋为第一；各式性爱的象征现象，若就其各个初步与不完全的程度的事例而论，也许比同性恋还要普遍，但完全发展而成格局的例子总要比同性恋的例子为少。同性恋的见得比较发达，还有一个理由，就是许多有这种行为倾向的人，在精力与品格上往往有过人之处。

逆转原是一个很普通的现象。自从这一点受一般通常智力与行为比较正常的人逐渐认识以后，医学界对这种性变态以及其他性歧变的本质上的了解与见地也就经过了一番修正。在中古时代以至中古以前，大家所了解的同性恋是“鸡奸”，是“磨镜”一类的两女相奸（tribadism），是一种亵渎神明的深重罪孽，非付之一炬活活烧死不足以蔽其辜的；从中古到十九世纪，它始终是一个被认为是堕入恶道的劣根性的表现；到了十九世纪后期与二十世纪初年，渐有人把它看做疯癫或至少是一个“退化”的表示。不过到了现在，这看法也成明日黄花了。大势所趋与事实所示，这也是无可避免的；我们一旦发见在富有智力与善自操守的人也未尝不能有同性恋以及其他性歧变的倾向，而虽有此倾向也未必完全受冲动的驱遣，甚至完全不受其驱遣，于是我们才逐渐了解，这种倾向的存在实在是不值得大惊小怪的。偶然的同性恋倾向当然是更来得普遍，人类有，其他和人类接近的动物的物类里也有，并且事实上是来自一个源头的。先天的逆转当然是一个变态，一个与生俱来的变异现象，其所由构成的因素我们现在也已略见端倪。这种变态，即使极端发展而有病态的嫌疑，此其所以为病态，也正和色盲、天老以及脏腑的转位[1]的所以为病态一般无二。

第三节　性美的戾换现象[2]

“性美的戾换现象”（sexo-aesthetic inversion），一称“哀鸿现象”，又称“服饰的逆转现象”（transvestism），虽有时和同性恋有些联带关系，却不能和同性恋混为一谈。性美戾换的人也是男女都有，但在服饰上，在一般兴趣上，在动作时的姿态与方式上，在情绪的趋舍上，男的多少自以为是女的，而女的则自以为是男的。这可以说是一种认同的心理。不

[1] 色盲有两种，一种是不辨红绿两色，或以红为绿，以绿为红，一种是不辨任何颜色，目中景物，尽作灰色，像寻常相片一般。天老是皮肤、毛发、眼球上都缺乏色素，就毛发而言，好像生来就是白头似的，故名天老。脏腑转位指脏腑的左右地位互易。三者都是先天的变态。色盲与天老的遗传因素与遗传方法并且早经遗传学者研究明白。

[2] 本节根据霭氏《研究录》第七辑中《性美的戾换现象》（*Eonism*）一文。

过这种认同的心理是有限制的，一到狭义的性的态度，则男的依然是男的，女的依然是女的；换言之，正常的异性恋的态度往往还是很显著。虽则如此，这种现象的讨论还是在这一章节里提出，最较便利。

性美的戾换是一个很疑难的状态，替它下界说既难，见了这种例子之后，明确地加以指认也不容易。许多年以前我就注意到这现象，但觉得一时无从下手，也就把它搁置起来，留待日后的仔细研究。在这时期里，希尔虚弗尔德在德国，那时已经是同性恋研究的第一个权威，对这现象也发生了兴趣，他认为它和一般的逆转现象是截然二事，又替它起了一个名词，即“服饰的逆转现象”。他在这题目上接连写了好几本书。在我的第一篇研究报告里（1913）我把这现象叫做“性美的逆转现象”。这两个名词都不很满意，而“服饰的逆转”一名词更是不妥当，因为，想穿着异性的服装不过是这现象的许多特点之一，而在有的例子里，这特点并不显著，甚至完全看不出来；而“性美的逆转”则又与一般的性逆转混淆不清，在不察者不免以为性美的逆转的人也必有同性恋的倾向，事实上则大都没有此种倾向。[1]

---

[1] 三个名词中，译文中仍决定采用霭氏最初创制的一个，即“sexo-aesthetic inversion”，而不用“哀鸿现象”。译者在这种地方，本注重一个原则，即译意不译音，译名中如能把意和音双方兼顾，固属最好，但事实上既不能都这样办，只有舍音而取义。霭氏自己所以不满意于第一个名词的缘故，乃是因为它不免和一般的性逆转现象混淆不清，易滋误会，如今译者把sexual inversion中的inversion一词译作“逆转”，而sexo-aesthetic inversion中的inversion一词译作“戾换”（根据以前论理学里所称的“戾换法”），则至少对于读译本的读者可以不至于发生霭氏所过虑的一点困难了。

最后我又创制了“哀鸿现象”（1920）的名词。目前有许多专家已经接受这名词，在各个名词之中，它到现在还似乎是最较方便、最足以把所名的现象从其他现象中区别开来。好比“沙德现象”（即施虐恋）和“马索克现象”（即受虐恋）一样，它也是拿人名做根据的。这人是法国的哀鸿骑士（Chevalier d'Fon de Beaumont，1728—1810）。他是法国东南部勃艮第地区的人，家世很好，法王路易十五时代在外交界做过官，后来寄寓在伦敦，并死在那里；他在伦敦流寓的时候，一般人都以为他是个女子，一直到死后由医师检验尸体，才发见他是一个在其他方面全都很正常的男子；[1]在性美的戾换现象的实例里，他可以说是最富有代表性的一人，因此，我就利用他的姓名来创制“哀鸿现象”的名词。另一个比较没有他著名的实例是舒瓦齐修院院长（Abbé de Choisy，1644—1724）。他也是贵族家庭出身，有几个方面他比哀鸿更富有代表性；他写过一本自传，从这自传和别的当时的文献里，我们知道他是一个很文雅与和蔼可亲的人，他虽有戾换的癖性，却很能获得人的欢心，他很有风仪，很和易近人，也很有几分女性化，但对女子又极崇拜，性的热情并不强烈，似乎尚在中人以下，但至少也生过一个孩子，理智的能力很高也很醇，当时许多有声望的人都拿他当做一个诤友。他成为一个著名的宗教

---

[1] 哀鸿的生平详见杭伯贝克（Homberg）与朱瑟林（Jousselin）合著的《哀鸿的生平与其时代》。

家，教会的掌故家，并且担任过法国学院的掌教。[1]在著名的女子中我们也找得到不少戾换的例子，例如英国贵族斯担厄普女士（Lady Hester Stanhope）和巴里（James Barry），[2]巴

[1] 中国记载中所述男子戾换的例子或遥近戾换的例子拉杂摘引于后：

六朝颜子推《颜氏家训》说，梁朝子弟无不熏衣剃面，敷粉涂硃。明徐应秋《玉芝堂谈荟》（卷十）有“男子女饰”一则，所记有宋端平间广州尼董师秀及明成化间太原人桑翀等。桑翀一例亦见明杨循吉《蓬轩别记》及清褚人获《坚瓠余集》（卷四）。

最富有代表性的一例则见清袁枚《子不语》（卷二）：“蜀人滇谦六富而无子，屡得屡亡，有星家教以压胜之法，云：‘足下两世，命中所照临者多是雌宿，虽获雄无益也；唯获雄而雌蓄之，庶可补救。’已而生子，名绵谷，谦六教以穿耳梳头裹足，呼为小七娘，娶不梳头、不裹足、不穿耳之女以妻之；果长大，入泮，生二孙。偶以郎名孙，即死，于是每孙生，亦以女畜之。绵谷韶秀无须，颇以女自居，有《绣针词》行世。吾友杨刺史潮观，与之交好，为序其颠末。”滇绵谷有性美戾换的倾向与表现是事实，星士压胜云云是解释这事实的一个说法，事实在先，而说法在后，不过到了不明因果的好事的稗官野史家手里，说法就变成真正的因了！“绵谷韶秀无须，颇以女自居，有《绣针词》行世”数语，无疑是这一段叙述的画龙点睛处。至子孙两代全都当女子一般养大，而人人都能相安，都肯以女自居，难道戾换的现象也有先天的根据不成？这一层霭氏未加讨论，我们亦不敢臆断。

清张心泰《粤游小志》“妓女”一则说：“男扮女妆而狎邪，谓之‘赣妆会’或曰‘减妆会’，又名‘镜妆会’，盖因其施朱傅粉，以男作女妆，故有是名。此风潮阳最盛。”

以前同性恋者所恋的对象中，“相公”或“象姑”业中，扮旦角的男伶中，一定有不少的例子是有戾换的倾向的。清代末年北京唱旦角的伶人里，有好几个就在日常生活里，也喜欢模拟女子，并且模拟得极自然，例如艺名小翠花的于连泉。在以前男女伶不许合演的时候，男的必须当旦角，女的必须当生角，伶人的职业倒是戾换者最好的一个出路。这一层，是中国特有的情形。在西洋是无须考虑到的。

[2] 巴里名詹姆士，原是一个男子的名字，女子而用男名，显然也是一个戾换的表现。

里一生穿着男子的衣服，并且还做过英国陆军军医部的高级总监。这两个戾换的女子似乎都不曾有过同性恋的表现。[1]

哀鸿现象或性美的戾换现象是一个异常普遍的变态；就我个人的经验而言，若比较各种歧变的流行程度，同性恋以后，就要轮到它了。就戾换的男子的日常生活看去，他们是很寻常的，并没有什么可以惊人的特性，和一般的男子也许完全分不出来，不过有时候感觉要比较锐敏，性情要比较沉静，他们对

---

[1] 中国文献里所载关于女子戾换或迹近戾换的例子拉杂征引于后：

最早的例子见《晏子春秋》（卷六，即《内篇·杂下》第六）："齐灵公好妇人而丈夫饰者，国人尽服之。公使吏禁之曰：'女子而男子饰者，裂其衣，断其带。裂衣断带，相望而不止……'"

明徐应秋《玉芝堂谈荟》（卷十）又有"女子男饰"一则，所记有六朝宋东阳女子娄逞、唐昭义军兵马使国子祭酒石氏，朔方兵马使御史大夫孟氏，五代外蜀司户参军黄崇嘏等例。又引《乾䐼子》唐贞元末三原南董地张大夫店一媪，《名胜志》顺庆府南都尉墓中之"都蔚"娘，焦竑《焦氏笔乘》中明初蜀韩氏女及明金陵黄善聪等例。娄逞尝诈为丈夫，粗知围棋，晓文义，遍游公卿间，官至扬州议曹录事，事发，宋明帝驱之还东；出《南史》。黄崇嘏相传曾应试中状元，蜀相周庠欲妻以女，作诗辞谢说："一辞拾翠碧江湄，贫守蓬茅但赋诗；自着蓝衫居郡椽，永抛鸾镜画娥眉；立身卓尔青松操，挺志坚然白璧姿；幕府若容为坦腹，愿天速变作男儿。"此例初见于稗史名《玉溪编事》者，元明间有传奇名《春桃记》者，即演此事，明曲又有《女状元》者，系徐渭所作，当即本诸《春桃记》者。明初蜀韩氏女，遭明玉珍之乱，易男子服饰。从征云南，七年人无知者，后遇其叔，始携以归。《焦氏笔乘》而外，亦见明田艺蘅《留青日札》及清朱象贤《闻见偶录》，事与木兰从军极相类，徐渭别有曲名《雌木兰》，即演此事。黄善聪一例亦见田氏《留青日札》。

大抵木兰、祝英台一类的故事多少都建筑在戾换状态之上，在以前男女之别极严的时代，少数女子居然甘冒大不韪，以男子自居，而居之到数年或数十年之久，其间必有强烈的心理倾向在后面策动，是可以无疑的。代父从军，为父兄复仇（如谢小娥之例），以及易于在乱离之世混迹等身外的原因，似乎都不足以完全加以解释。

妻室往往很能爱护，不过性的情绪与能力大都比较薄弱。他们的戾转的旨趣大都是极难得透露的。因此，即在和他们最亲近的人，也往往会全不知道。戾换的例子也不全部喜欢“换装”（crossdressing，这英文名词是卡本特起的），不过，不换则已，换则总可以完全成功，换的技巧也很好，对于女子服装的采用，即在最小的细节上，也都能得心应手，真好像生来就有这本领似的；据他们自己说，全部换装的手续和换装后的姿态行动，他们总感到十分自然，毫不牵强。[1]在性的关系上，他们虽难得有戾换的愿望，但有时对女子孕育和做母亲的经验，却感到很强烈的兴趣而心驰神往。在智力方面，他们大抵在中人以上，成为作家或从事其他业务而成名的，很有一些例子。

性美的戾换现象可以归作间性状态的一种。不过它究竟是如何发生的，似乎还不容易说清楚。我们不妨同意基尔南的见地，认为有时它是由发育的中途停止和以前我曾提到的在体格方面的阉寺现象（eunuchoidism）很可相比，实际上戾换现象和阉寺现象有时好像是有些联带关系的。既然如此，戾换现象的解释或许也可以向内分泌利用的不平衡与不和谐方面去寻找，未来这方面的知识更加充分以后，我们或许可以从调整内分泌的作用入手而觅取一种治疗的方法。

在心理方面，据我看来，戾换的人抱着一种极端的审美的旨趣，想模仿所爱的对象，以至于想和所爱慕的对象混为一体。上文所说的认同的心理就是这个。一个男子想和他所爱的女子混而

[1] 不少唱旦角的中国男伶便有此种本领。

为一，原是一个正常的心理。[1]戾换的人也有此心理，不过走了极端，走过了头，其所以过头的理由大概是这样的，一则因为他心理上有些感觉锐敏与近乎女性的成分，再则因为他的男性的性能或因神经脆弱的关系而有所缺陷；锐敏的感觉煎逼于内，而脆弱的男性性能不足以应付于外，结果就只有走极端认同的一途了。不正常的童年生活，加上母亲的溺爱，而母亲本人在心理上或许也不大正常，这种情形似乎有时也可以鼓励戾换现象的发生。精神分析派作家费尼克尔（Fenichel）认为戾换现象的特殊因素是一个阉割症结（释见第三章第一节）；不过，这种因素的推寻是没有多大意义的，因为费氏对于一切性歧变的解释，几乎无往而不用阉割症结的说法，同时费氏也承认他这种见解对于戾换的女子是不适用的。[2]

第四节　治疗的问题

性逆转这样一个如此特殊的状态当然会引起种种特殊的问题。一方面，在模样上是个十分十二分的变态，而同时，至少就许多例子而言，这变态却和一般的身心健康并行不悖；而又一方面，它虽属一种变异，却又不是人类的一个生物学上的突

---

[1]　读者到此当可以联想到赵孟頫（松雪）的妻子管夫人的一首小词和波斯诗人欧玛尔·海亚姆（Omar Khayyám）的一首诗。

[2]　见费氏所著《服饰逆转现象的心理学》一文，载《国际精神分析杂志》，1930年4月号。又，弗吕格尔（Fluegel）《衣服的哲学》一书，亦很值得参考。

变。[1]这变异牵涉到的只是身体上的特殊功能之一，固然我们也承认这功能恰巧是非同小可的一个，影响所及，可以牵动全身。它的所以为变异，上文已经说过，也不过像色盲之所以为变异，并无其他特殊的意义。施瓦茨（Ostwald Schwartz）不久以前在这方面的一篇精密的（固然也有一些失诸过于哲学的，而不完全是科学的）研究里，依然主张我们不能不把同性恋当做病态看，不过他也还很严谨地指出，他所了解的“病态”是有一个定义的，就是“一个器官对全身功能的法则有不遵守约束时”才是病态，而此种不守约束的原因，大抵可以追溯到一种幼稚状态的留滞，即未因发育而休退。他这种“病态”的界说是和威尔休的“病理”的界说有很相同的意义的。这种看法也和弗洛伊德的地位很相近，弗氏以为在同性恋的状态里，先天的倾向和后天的经验是紧密地连锁在一起而分不开的，同时，和别的专家的见地也相去不远，这些专家认为一切真正的同性恋都有一个生成的基础，其因外铄的力量而发生的各种方式的同性恋是虚拟的，不是真实的。

---

[1] 逆转现象是不是一个生物的突变，我们不知道。不过假若它是一个变异，那也不见得一定不是一个突变。进化论者说生物界的变异不外三类，一是由于先天种质上的变化的，二是由于品种交配的，三是由于后天环境影响的。第一类的变异如今也大都称为突变。霭氏在上文的讨论里，既再三承认性逆转有先天的根底，则其为变异，显然应当属于第一类，即突变的一类，至少逆转状态的生物基础是由于突变而来。霭氏又曾一再提到性逆转可以和色盲、天老等特点相提并论，性逆转之所以为变异，等于色盲、天老之所以变异。然据遗传学家的见解，色盲与天老恰巧是两个突变，两者都是隐性，并且色盲是一个性联的隐性。色盲与天老既是突变，何独性逆转不是一个突变？

严格的治疗方法不在本书范围以内。马拉尼昂和其他专家在这方面都有过充分的讨论可供参考。不过不提同性恋的状态则已，偶一提到，无论其有无先天逆转的基础，治疗的问题往往是一个首先有人揭示出的问题。而普通提出的治疗方法既不外精神治疗的一途，则从心理的立场，此种治疗究属有何益处，自亦不容不加讨论。

我先把外科手术的治疗方法搁过不提，因为它还没有通行，还没有受专家的公认。利普舒茨说到过一个同性恋的男子；医师把一个正常的男子的睾丸移殖到他身上之后，他居然变成了异性恋的，而在一年以内觉得可以和女子结婚了。这种外科手术究属可能到什么程度，有效到什么程度，目前观察到的资料实在大少，无从断定。对于这种治疗方法，骤然看去，好像是不成问题地有效，其实不然。在有一个时候，很多人也一厢情愿地以为一切同性恋的例子必须施行这种手术才有办法。如今也不然了；固然专家之中，到现在还有人赞成这种方法，甚至对很显明有先天逆转基础的例子，他们也认为只要本人愿意，也不妨施用这种手术。不过我以为如果遇到这种根深蒂固与格局完整的逆转的例子，这种方法是不相宜的，不要说施行手术，就是想把它一些有组织的生活习惯、观念、理想等等根本上加以改革，以至于干犯他个人原有的性格，我认为尚需郑重考虑之后，方才可以下手。我们总需记得，如果一个例子真是根底深远，而已成一种固定的状态的话，一切正常的治疗方法都是行不大通的，外科的手术并不是例外。催眠的暗示方法，在以前对于各式各样的性变态的例子，是发生过效力的，至少对于不少例子是如此，但对于格局已成而有先天倾向的歧变，也是相当没有用的。并且运用这种方法也有困难，因为这种例子往往不接受暗示，拒绝暗示，好比一个正常的人拒绝犯罪行为的暗示一样。施伦克-诺津在许多年前，当性逆转的先天说在一般人的心目中还没有确立的时候，就费过不少的时间与心力，一方面运用催眠的方法；一方面劝谕同性恋的人宿娼，而自以为很有成效。[1]不过这种成效是很浮面而有名无实的；就性交的能力一层而论，也许有成效，你问起当事的本人来，他或许也满口地应承这种治疗的方法是有效的；但若问他的性的观念、理想以至于性冲动的本身是否已经改弦更张，真正与永久地踏上了一条新的以至于有利的路径，那就无从答复了。实际上所得的成效，据一位被治疗者的说法，是从此以后，他学会了利用女子阴道的手淫方法！

弗洛伊德的精神分析法也有人运用过，作为治疗方法的一种，据说也有几分效果。不过到了现在，精神分析家中也渐渐地承认，如果逆转的状态已成固定（无论有无先天的根底），要用精神分析的方法把同性恋的倾向扭转过来使成为异性恋，是不可能的。我认识许多曾接受过精神分析的例子。有的在开始受分析后不久就放弃了；有的认为是全无结果或等于全无结果；有的认为有很显然的效验，不过所谓效验，指的大都是分析以后所得的更进一步的自知之明与此种自我认识对于生活的良好影响而言，而并不是性的冲动找到了新的趋向。总之，

[1] 见施氏所著德文《治疗用的暗示》一书，英译本，1895年。

利用精神分析法而把同性恋完全转变为异性恋的例子，并且一成不再变的，我到现在还没有知道过。冒尔的联想治疗法也许可以算做精神治疗的第三个方法，[1]值得在此一提，不过就治疗的方式而论，也算不得新奇。但在理论与实际上，这方法是行得通的，而其要诀是在当事人的反常的情欲和正常的目的之间，觅取一个联系的途径。例如假定当事人特别喜欢男童，就可以用联想治疗的方法加以训练，教他把情欲转移到有男童性格的女子身上。这是很可以做到的，因为我们早就知道逆转的人在这种地方是愿意加以考虑的。我举一个实例罢，我所观察到的例子里有一个男子，生活很健康，活动性也强，习惯也富有阳刚之气，对于同性恋的欲望，也颇能加以抑制，很愿意结婚生子，也曾再三地做性交的尝试，但都没有成功。后来在马耳他（英属，地中海中的岛屿），在跳舞场里邂逅了一个意大利女子，她约他舞罢到她的家里："她的身材细长，像一个男童，面貌也像，胸部扁平，几乎是没有乳房似的。我践约到她的寓所，见她穿了男子的宽大衬挎。我虽觉得她异常可爱，但一到交接的阶段，我还是失败了。不过到分手的时候，我却并没有那番以前常有的憎恶心理；到第二天晚上再去，结果却如愿以偿，真是快慰极了。我离开马耳他以前，我又去了几次，不过，老实说，这女子虽属可爱，我却始终没有感到性交的乐趣，一度性交之后，总想立刻把我的身体转过去。从此以后，我又和十多个女子有过性交的关系。不过这在我总觉得很吃

[1] 见德文《精神治疗期刊》，1911年第1期。

力，每次总要留下一些憎厌的心理。总之，我知道正常的性交与我是无缘的，它实在是费钱、吃力、不讨好，甚至是有危险的一种手淫。”精神治疗的方法一般所能希望的成效最好的也不过如此而已。

还有一点必须说明。这种种治疗的方法，即使对于根深蒂固的逆转例子，也可以说有几分效力，这种效力，说得最好些，也不过大体上把逆转的人引上双性两可的一条路，教他从此以后在同性或异性的对象身上，都可以取得一些满足。不过这样一来，这样强勉地把性冲动移花接木一下，或把它原有的抛锚处搬动一下，对于一个人性格的稳定和他的比较严格的道德生活，实在是很不利的。同时，从民族的立场看，使逆转的人居然结婚生子，也并不是一件值得庆贺的事。一个逆转的人和一个健全的异性的人结婚，所生子女事实上也许并不是不健全，不过不健全的可能性是同样的大，谁都不敢说这种结合的危险性有限，而不妨尝试一下。总之，如果一个逆转的人真正不满于自身的状态，切心于加以改正，而向专家请教，专家当然不容易拒绝，也自不忍拒绝；不过未来的成败如何，成功到什么程度，成功后的结果又如何，都是不容我们乐观的。

不过治疗的方法依然有它的用武之地；要直接抑制逆转的倾向，固然不必，也比较不可能，但其他治疗的需要还有；又有人很乐观而轻描淡写地以为同性恋不过是“不修边幅不识体貌的一种”（我真见有人主张过），但此种不修不识的背景里，安知没有一些应当治疗的病态？逆转的人，就很大一部分例子而言，在一般体格方面，有时单独在性能方面，总有几分以前医学上所称的神经衰弱；有的例子则在性能方面感觉过于锐敏，虽极微小的刺激也可以引起反应，而这种感觉锐敏又大抵和一般的神经过敏同时存在；他不但在知觉方面易于接受刺激，在情绪方面也易于感到接触，有时则又不免因一己的变态关系，而突然感到一阵恐怖或一阵焦虑，可以弄得十分狼狈。这一类的情形都是需要治疗的，或用镇静剂，例如各种溴化物，或用强壮剂或补益剂，视情形而定。电疗、浴疗、体操或运动，可以增进健康的职业，迁地与环境的更换等等寻常治疗神经疲惫的方法都有人提倡过，认为不但对同性恋有效，对其他各式性歧变的例子也大概有些益处。许多逆转的例子，只要身体健康上无问题，对自己的性变态是不大引为可虑的，因此，也正唯其有这种情形，如果有特殊医疗的需要时，这种需要总需设法加以满足，而在平时，生理卫生与心理卫生的培植，也绝对不容忽略。逆转的状态虽不能因此消除，但一方面专家的开导既增加了当事人的自知之明，专家的同情心又叫他生活上多了一种信赖，逆转状态所引起的焦虑必因此可以减轻，它所激成行为上的流放必因此可得约束，而整个的逆转倾向必因此可以受理性的自我制裁。就大多数的例子论，他们所必需的治疗不过如此而已，就许多例子而言，所可发生效力的治疗也不过如此而已。

逆转的人应不应该结婚，有时也成为问题之一，固然大多数这一类婚姻在事实上是不征求医师或专家的意见便尔缔结了的。当做一个治疗的方法看，无论逆转的人是男是女，婚姻是用不得的，绝对与无条件地用不得的。婚姻也许可以叫逆转的人走上双性两可的路，但如果他在婚前早就有此两可的倾向，那也就根本无须乎婚姻的治疗方法，至于想把逆转的冲动取消，尤其是如果在婚前此种冲动并没有丝毫消散的倾向，则成功的机会真是微乎其微。总之，婚姻是没有益处的，而它的害处却很显然。逆转的人对婚姻原是不感兴趣的，今强其所难，势必引起一种憎恶的心理，恶醉而强酒，醉的程度不免加快加强，恶婚姻而强婚姻，逆转的状态亦必不免增剧。这是有实例可以作证的。这些例子，在未婚以前，本属太平无事，在结婚不久以后，这种婚姻表面上看去还是相当美满的，他们忽然因性行为的不检而罹了法网。总之，正常的性交，无论其为在婚姻以外或婚姻以内，决不是纠正逆转状态的一个方法，而宿娼一途尤其走不得，因为妓女所能表示的女子的性格，是逆转的人所最最憎恶的。比较有效而引人入胜的一法还是就异性之中，找一个温良明敏的对象，而和她发生柏拉图式的友谊关系。[1]如果在这异性的朋友身上又找得到当事人在同性对象身上所能找到的种种特点，而这些特点又属当事人所能欣赏，那就更好，因为这种友谊关系，比起正常的性交关系来，更有希望可以供给一些上文所谓联想治疗法的功效。一个有先天根据的逆转者可以说是一个通体逆转的人，如果他的精神状态可以因外力而修正的话，这种外力的运用必须是逐渐的和多方面的才行。

---

[1] 即不假手于肉体的恋爱。

无论婚内或婚外的性交决不能被当做治疗的方法，固然有如上述，但若说逆转的人一定结不得婚，无论如何必须加以禁止，那也不必；逆转状态如此，其他比较深刻的歧变状态也未尝不如此。事实上，逆转的人有家室生活的也不太少。不过我们以为婚姻尽管缔结，却不应盲目从事，也不应过于抱什么奢望，大抵对方的年龄不应太小，并且对方在成婚之前，对于未来的配偶究竟是怎样一个人，成婚以后，将来会有什么成败利钝，也应当先有充分的认识，如果双方的情意相投，这样一桩婚姻是可以差强人意的，甚至还说得上美满两个字。不过无论如何，我们应当记住，任何一方要取得充分的性的满足是机会很小的。逆转的一方，除非同时也有真正的双性两可的倾向（大多数双性两可的人是侧重于同性恋一方面的），要对异性的人表示一种毫无隐蔽的挚爱和完全放任的热情，是不可能的，而这种挚爱与热情却是性爱关系的基本因素，万不可少的。逆转的男子的性器官未始不宜于性交，但性交之际也许必须靠一番想象的力量，把对方当做一个同性而非异性的人，甚至把这种力量完全转注在另一个可爱而同性的人身上。用力在此，而用心在彼，这样的性生活对逆转的一方是不会有很大的满意的，而在不逆转的一方，即使在意识上对于此种性关系的不很完整的状态不很了了，而在本能上，终必不免有失望与沉郁不舒之感，甚或引起厌恶心理也是可能的。所以这一类的结合，如果索性把性交的满足搁过不问，而把双方的关系完全建筑在其他共同兴趣上，未来的幸福倒可以比较多些。

至于子女的生育应不应列在这些共同兴趣之内，也是一个严重的问题，而不一定容易毅然地加以否定的答复。就大体说，我们固然完全可以肯定地定下一个原则来，就是凡属有先天同性恋倾向的人是不应当生育的。不过，如果逆转的一方在其他的身心方面很属健全，而其所从出的家世又相当清白，[1]同时，不逆转的一方又属完全正常无缺，则所生子女未尝没有比较健全的希望。逆转的人是往往喜欢有子女的；对于不逆转的一方，子女也是一种慰藉的力量，因而可以使婚姻生活更加巩固。不过就一般情形而言，这种结合总是不稳定的，分居与被第三者离间的机会总比较多，因此，家庭环境风雨飘摇的危险也比较大，这对于子女也是不利的。

在今日的社会形势下，为先天逆转的人计，大抵比较最圆满的办法是：由他尽管保留他所特有的性观念与性理想、特有的内在的种种本能倾向，根本放弃去变就常的企图，对他变态的情欲，也根本不追求什么直接与比较粗率的满足，他间或不免就自动恋方面觅取情欲的出路，虽不满意，亦属事不得已，只好听之。这是不足为奇的，不少操行很好的逆转的人就这样做。例如有一个和我通信的男子，他在19岁以前是有过同性恋的经验的，但后来就停止了，他写道：“间或我可以连上几个月不手淫，但偶然手淫一次以后，我的精神上就觉得比较自足，不过我对于其他男子的爱慕，从此就更觉得情不自禁；我的最好的朋友们当然不知道我对他们如何倾倒，假若知道，

[1] “清白”两字，此处也有健康的意义。以前中国人称先世没有不道德的行为为“家世清白”，译者以为“清白”二字的用法太狭窄，主张把它推广，而认为先世在血缘上没有身心病态与变态的遗传才是真正的家世清白。

一定要引为奇事。这种倾倒的心理和一般同性恋的情绪，只有我自己知道。从朋友的立场看，我的性生活是没有什么不正常的。我相信从我形于外的品性与行为看去，绝没有丝毫的痕迹可以叫别人疑心我在情欲方面竟可以和一般人所知道的'退化的人'属于同一个流品。不过我自己并不觉得我是一个退化的人。我对自己的情欲也并不以为有什么可耻的地方，不过我不愿意人家知道，人家一知道便不免看不起我，因而影响到我的身份与地位，身份地位若有变动，那就可耻了。"

还有一个男的例子。他也从来没有和别人发生过同性恋的关系，他是一个海军将校，过着很忙和很活泼的生活，不属于性的范围以内的友谊很多，并且很能在这种友谊里取得生活上的满足。他写道："我在任何方面都没有近乎女性的表示，我过的生活是很艰苦的，也很危险的，但这也是我志愿所在，向不退避。我对于在性方面可爱的男子，一心但愿和他们做伴侣，我平生最快乐的日子就是有这种伴侣生活的日子。不过我的欲望也不完全是性的，其中50%是心理方面的十足的投合与和谐，只是性的吸引而没有此种附带的情投意合的生活是不行的。因为深怕失掉此种伴侣的关系，我始终没有敢向所爱的人作过进一步的表示，而假如真要作进一步的表示，而另觅男妓做对象，则此种情意上的和谐我以为又是不可能的。我是和别的男子不同的，我以前不免以此为可耻，这种羞恶的心理现在是过去了，我现在的看法是，我这种状态，就我个人而论，是自然的。"

对于有的逆转的人，上面两个例子的行为是几乎不可能的；

对于许多别的例子，这种行为是可能的，不过得经过一番很痛苦的挣扎，得赔上许多本可以用在事业上的精力。不过就一大部分逆转的人而言，他们的性冲动事实上是不很强烈的；这种冲动固然与正常的冲动不同，因此不免过分在意识界徘徊不去，而又因不容易得到满足，更不免变本加厉地在意识上不断动荡，但实力终究是不大的。因此，他们只需在同性之中，选择气味相投的分子，缔结一些柏拉图式的友谊，也就可以得到很大的满足。如果这种例子能进一步把柏拉图本人和古希腊诗人的作品中关于同性恋的情绪和理想研究一下，从而加以体会，这种友谊便可以进入一个更高的境界；近代作家中如美国诗人惠特曼（Walt Whitman）、英国的卡本特、法国的纪德（André Gide），都值得参考。

还有一层我们要记得，逆转的性冲动是比较最容易升华的（详见本书第八章末节）。弗洛伊德认为同性恋的人只要把异性恋冲动确立以后，升华的发展是可以跟踪而来的。从此以后，欲力所至，可以为友谊关系，可以为伴侣生活，可以表现为同舟共济的精神，可以推进天下一家的理想。信如弗氏所说，升华必待异性恋的倾向确立以后，那我以为十有九例将永无升华的一日，因为，上文早已说过，对于先天逆转的人，要同性恋转变为异性恋，事实上等于不可能。幸而就我们观察所及，类乎升华的功能是很早就可以发生的，初不必等到这样一个也许永远不会来到的日子，而即在同性恋的冲动早已确立不移的人，也还可以培植此种功夫，也不必等待其性冲动转入异性恋的轨道之后。并且这种实例也还不少，逆转的人替同性的人做些老安少怀的社会事业与慈善事业的例子所在而有，并且做得很热心，这显然表示事业中也自有乐地，所病不求耳，求则得之。

有一位先辈是教友派的一个信徒，他是一个男子，家世中有不少分子在神经上有不健全的倾向，同时却又有很特殊的智力，这位男子本人也复如此。他自己又有同性恋的冲动，但除了很轻微的表现而外，他是从来不让这种冲动发展出来而见诸行为的；他已经结婚，不过他的异性恋的冲动却不强烈。他在通信中写道："双性两可的人似乎最能博爱，其对象是全人类，不止是一个人；一样是以心力事人，这也许是更尊贵而更有用的一种。即如科学的研究也未始不是以心力事人的一种，一个人一生能写出若干篇科学论文来，对真理多所发明，即不啻替自己添了许多化身，其为造福人群，岂不比生育一大批儿女似乎更见得有用。"[1]这是同性恋的倾向转入科学创作的一例。但转入宗教的努力的一途的例子更要多些。另一个和我通信的例子，他平时很喜欢研究但丁，并且自以为有双性两可的倾向，他写道："我以为性与宗教之间，有一个密切的关联，我所熟悉的逆转的人（四个男子）全都是虔敬的宗教信徒。我自己就是一个在英国教会中服职的人。我自己有一个理论，恋爱的要素是不自私地以心力事人；我笃信为人服务是人生幸福的唯一钥匙，也唯有以此为钥匙的人才获得真正的幸福。无论逆转的

[1] 双性两可的人大都是侧重于同性恋一方面，同性恋的人既不宜于结婚生子，所以有此议论。参看《左传》襄公二十四年穆叔答范宣子论"世禄"与"不朽"的分别的一番议论。对于性生活比较正常而智力又比较卓越的人，不朽要，世禄也要，如果只有后者而无前者，那只好专在不朽一方面用功夫了。

人或不逆转的人，对于外来的观感，无论在心门上敲得如何紧急，总有一部分是要加以摒斥的。对于许多青年男女，我都觉得美丽可爱，我都受到感动，但我把这种灵感转移到宗教与日常事业上去，而力自把持，养成一种定力，不教此心完全放散出去而过分受私人情欲的驱策。在我的精神发育的过程里，我已经越过那风波最险恶的阶段。也许有一天我可以碰上我中意的女子，而自身可以经验到做父亲的乐趣。”

上文云云，固然只能对比较高等的逆转者发生兴趣，而不足以语于一般的逆转的例子。不过，我们不妨再复一笔，这种高等的逆转者为数并不太少，在全数之中实在要占很大的一部分。在对于自身的特殊状态有充分的了解以前，他们容易觉得宇宙虽大，他们不过是一些穷途流浪而无处栖身的人。但一旦这种了解有长足的进展之后，他们自身的幸福和他们对于社会的功用也就随而增加，从此教他们可以感觉到，天覆地载之中，也未尝没有他们的地位，即使他们始终保持他们的故我，这地位也依然存在，并且这地位也还未始不是值得教人忻慕的一种。[1]

---

[1] 霭氏于本节文字中所曾提出的参考资料外，又曾提到下列各书与论文：

卡本特：《间性论》（已见本章第一节）。

前人（自传）：《我过的日子和做的梦》。

比思（G. Beith）辑：《卡本特：一个人格的鉴赏》。

艾夫斯（George Ives）：《希腊罗马的青年观》。

阙名：《逆转者与其社会的适应》（本书撰人未具名，但篇首有苏勒斯医师的导言）。

霭理士夫人：《恋爱与生命的新眼界》，辑入《优生与精神的亲道》一书。

第六章　婚姻[1]

第一节　引论（绝欲的问题）

从社会的立场说，也多少从生物学的立场说，婚姻是性关系的一种，凡加入这种关系的人总立意要教它可以维持永久，初不论在加入时有无法律或宗教的裁可。不过在入题以前，我们似乎应当把绝欲或禁止性交的问题与夫绝欲后所发生的恶劣影响，无论其为真实的或传说的，先约略地考虑一下。

绝欲的问题自来经历过好几个阶段。在一百年以前，这问题是极难得和医师发生接触的，即使发生接触，他在情理范围以内所能说的话是：就男子论，婚姻以外的绝欲是道德的，而性交是不道德的（不过这是冠冕的说法，私人的行事是不一定受这限制的，即男子在婚外有无性交的行为是个人可以自由抉择的一件事）；至于女子，她是公认为没有性的要求的，因此，绝欲与否，就不成问题了。

这种关于绝欲的说法，对中国人也还大致适用。不过绝欲的问题，在中国一向是比较简单。一则在儒家的生活哲学的熏陶之下，对自然的情欲，主张中和的“节”的原则，而不主张极端的“禁”或“纵”的原则；再则，中国原有常人总须婚姻而婚姻总须及时的习惯，早婚之风气就是这样成立的。第二点当然就是从第一点来的。有绝欲问题的只有比较例外的几种人。一是守不婚与不淫之戒的宗教信徒，例如佛教的和尚尼姑，或邱长春一派的道士；二是守贞的

[1]　本节大部分取材于《研究录》第六辑《性与社会之关系》，特别是专论绝欲问题的第六章。

未婚女子与守寡的已婚女子。此外的例子就很难举了，除非是离家比较长久的出差或谪徙的官员和行役的兵士，或因道德的拘束而自动的绝欲，或因环境的特殊而被动的绝欲，但这种人的数目一定是极少的。

关于宗教信徒的绝欲的困难，前人所称引的故事是很多的。唐代仪光禅师不胜情欲的压迫，竟至自宫，见当时人李肃的小说《纪闻》。五代至聪禅师修行十年，终于破戒，见宋张邦畿《侍儿小名录》。宋玉通和尚持戒五十二年，最后也败于一个妓女之手，见明田汝成《西湖游览志》。宋时又有五祖山和尚名戒禅师者，小说称为五戒禅师，其事迹亦复相似。我疑心这三个和尚的故事其实是一个故事，因为使他们破戒的女子都叫红莲，但也可以说，这一类的和尚事实决不会太少，因此，历代传说之余，总不免有一部分的事迹彼此相混。无论如何，这一类的故事终于成为传奇与杂剧的题材。元代王实甫的《度柳翠》，明代徐渭的《翠乡梦》《玉禅师》，吴士科的《红莲案》，未详作者的《红莲债》，都是和这些故事有关系的。相传戒和尚的再世后身便是苏轼，而苏轼时常在绝欲的题目立开佛印和尚的玩笑，有时候到一个谑而且虐的程度，见清褚人获《坚瓠三集》（卷三）。清纪昀的笔记里引吴僧慧贞所述浙僧某的故事，和上引玉通禅师的十分相似，见《姑妄听之》（卷一）。清诸晦香《明斋小识》（卷三）有“禅房送春”一则，形容在绝欲生活中的和尚偶然听人讲述性爱的故事时的心理与表情，也很逼真。和尚绝欲已久，而神经比较脆弱的，也有做白日梦的，也有发生幻觉而“见鬼”的，则见清代某笔记所引释明玉所叙西山某僧和山东某僧的故事，西山僧做的是性爱的白白梦，山东僧见的是性爱的幻觉。流行很广的故事或寓言“沙弥思老虎”见清袁枚《续子不语》。老和尚《叫春》诗“春叫猫儿猫叫春，听它越叫越精神，老僧亦有猫儿意，不敢人前叫一声”也是很多人都知道的。佛经内典有说，三十三天，离恨天最高，四百四病，相思病最苦。这些都是从绝欲经验中来的。田汝成《西湖游览志余》说净慈寺僧皎如晦书作《卜算子》词云：“有意送春归，无计留春住，毕竟年年用著来，何似休归去？目断楚天遥，不见春归路，风急桃花也似愁，默默飞红雨。”这首很脍炙人口的词，显然是绝欲已久而性欲稍经升华后的作品。古来名僧中，有这种风情旖旎的笔墨的很不乏人，始举此一例。

关于尼姑，《思凡》的一曲最能把绝欲的困难推绘出来。女子的性欲比男子为广泛，为散漫，表面上易绝，实际上难绝，狭义说来易绝，广义说来难绝，特别是在有过性交的经验的女子。所以佛姨母瞿昙弥想出家，而如来不许，对阿难说：“若听女子出家，乃令佛法清净梵行，不得久住，譬如莠生稻田，善谷复败。”又说：“我之正法，千岁兴盛，以度女人故，至五百岁而渐衰微……”

关于道士绝欲，我们在上文第三章第三节的注里曾经引过魏悟真的故事，他因绝欲故，曾经做过一个很有趣的性爱的白日梦，出清青城子《志异续编》（卷四）。

关于第二类的绝欲的例子，贞女与寡妇，特别是寡妇，我们所见的故事也很多，姑引清人笔记中所叙的几个例子于后。

清沈起凤《谐铎》（卷九）有“节妇死时箴”一则说：“荆溪某氏，年十七，适仕族某，半载而寡；遗腹生一子，氏抚孤守节。年八十岁，孙曾林立。临终召孙曾辈媳妇，环侍床下，曰：‘吾有一言，尔等敬听。……尔等作我家妇，尽得偕老白头，因属家门之福。倘不幸青年寡居，自量可守则守之，否则上告尊长，竟行改醮，亦是大方便事。’众愕然，以为昏髦之乱命。氏笑曰：‘尔等以我言为非耶？守寡两字，难言之矣。我是此中过来人，请为尔等述往事。……我居寡时，年甫十八；因生在名门，嫁于宦族，而又一块肉累腹中，不敢复萌他想。然晨风夜雨，冷壁孤灯，颇难禁受。翁有表甥某，自姑苏来访，下榻外馆。我于屏后观其貌美，不觉心动。夜伺翁姑熟睡，欲往奔之。移灯出户，俯首自惭。回身复入，而心猿难制，又移灯而出。终以此事可耻，长叹而回。如是者数次。后决然竟去，闻灶下婢喃喃私语，屏气回房，置灯桌上。倦而假寐，梦入外馆，某正读书灯下，相见各道衷曲。已而携手入帏，一人趺坐帐中，首蓬面血，拍枕大哭，视之，亡夫也，大喊而醒！时桌上灯荧荧作青碧色，谯楼正交三鼓，儿索乳啼絮被中。始而骇，中而悲，继而大悔。一种儿女之情，不知销归何处。自此洗心涤虑，始为良家节妇。向使灶下不遇人声，帐中绝无噩梦，能保一生洁白，不贻地下人羞哉？因此知守寡之难，勿勉强而行之也。’命其子书此，垂为家法。含笑而逝。后宗支繁衍，代有节妇，间亦有改适者，而百余年来，闺门清白，从无中冓之事。”《谐铎》的作者是译者的外高伯祖，外氏相传，《铎》中所记，除一部分显然为寓言外，其余都有事实的根据，绝非凭空虚构。绝欲本人所难能，特别是在有过性交经验的女子，揆诸情理，这一节描写得很生动的笔记，大概也是不会假的。

《谐铎》（卷三）别有关于寡妇绝欲的一则“两指题旌”：“赵蓉江未第时，馆东城陆氏。时主妇新寡，有子七岁，从蓉江受业。一夕，秉烛读书，闻叩户声，启而纳之，主人妇也，含笑不言，固诘之，曰：‘先生离家久，孤眠岑寂，今夕好风月，不揣自荐，遣此良宵。’蓉江正色曰：‘妇珍名节，士重廉隅，稍不自爱，交相失矣。汝请速回，人言大可畏也。’妇坚立不行，蓉江推之出户，妇反身复入，蓉江急阖其扉，而两指夹于门隙，大声呼痛，稍启之，脱手遁去。妇归，阖户寝，顿思清门孀妇，何至作此丑行，凌贱乃尔？转辗床褥，羞与悔并，急起引佩刀截其两指，血流奔溢，濒死复苏。潜取两指拌以石灰，什袭藏之。而蓉江不知也，即于明日卷帐归。后其子成进士，入部曹，为其母请旌，时蓉江已居显要，屡申屡驳。其子不解，归述诸母，母笑曰：‘吾知之矣。’出一小檀盒，封其口，授其子曰：‘往呈尔师，当有验。’子奉母命，呈盒于师，蓉江启视之，见断指两枚，骈卧其中，灰土上犹隐然有血斑也。遂大悟，即日具题请旌。此事载赵氏家乘，其亲慎茂才为予言之。”按：此事亦见于程趾祥《此中人语》（卷三），惟略有出入，师为谢墉，而非赵蓉江。《谐铎》说主妇家姓陆，而此则但言某氏，《谐铎》说子成进士后为母请旌，而此则言子游庠后。其余完全相同，当是一事。

纪昀《槐西杂志》卷一说：“交河一节妇建坊，亲眷毕集。有表姊妹自幼相谑者，戏问曰：‘汝今白首完贞矣，不知此四十余年中，花朝月夕，曾一动心否乎？’节妇曰：‘人非草木，岂得无情？但觉礼不可逾，义不可负，能自制不行耳。’一日，清明扫祭毕，忽似昏眩，喃喃作呓语，扶掖妇，至夜乃苏。顾其子曰：‘顷恍惚见汝父，言不久相迎，且慰劳甚至，言人世所为，鬼神无不知也，幸我平生无瑕玷，否则黄泉会晤，以何面目相对哉？’越半载，果卒。此王孝廉梅序所言。……此妇子孙颇讳此语，余亦不敢举其氏族，然其言光明磊落，如白白青天，所谓皎然不自欺也，又何必讳之。”这个节妇到了晚年，神经显然有些失常，这固然和衰老有关，但多年绝欲，或许也有几分影响。

寡妇自愿的绝欲，自与一般强制的绝欲，不能完全相提并论，读者应参阅下文本章第八节《贞操》及其注文。

关于出差或谪徙的官员，绝欲的例子虽不多，但我们也可以举二三人，宋，“刘元城（安世）南迁日，求教于涑水翁（司马光），曰：‘闻南地多瘴，设有疾以贻亲忧，奈何？’翁以绝欲少疾之语告之。元城时盛年，乃毅然持戒惟谨。赵清献（抃）张乖崖（咏）至抚剑自誓。甚至以父母影像悬之帐中者。……欲之难遣如此。”（清褚人获《坚瓠秘集》卷三）——译者注

后来，当本书的部分读者入世后不久的时期里，社会状态发生了变迁，一般人对性的题目的态度也比较公开了，于是就有人开

始向医师请教，要他对绝欲的问题宣示几条大家可以遵守的原则来。结果就演成不少笼统与模糊的说法，认为节欲是无伤的，这种说法可以说是全无意义，并且还可以有被人任意利用的危险；例如，有的道学家之类主张生育子女而外，为传宗接代的必须而外，一个人尽可以绝欲，换言之，即一生中只需有两三度的交合，于事已足；这一类道学家就大可利用这种说法，而踌躇满志。毫无疑问，一般肌肉系统和内分泌系统的撙节利用是于健康无碍的，与性的功能有关的肌肉和内分泌腺的节用也未始不如此。不过，这一类绝欲的说法失诸咬文嚼字，故弄玄虚，稍知自尊自爱的医业中人是不屑做的；因此，日子一多，这种似是而非的努力，就掉进庸医和江湖医生的手里，一般民众对于性知识既缺乏，即有一知半解，又大都是些传统的成见，也就成为这一类庸医的敛钱的工具。真正的医师原是准备应付实际的病例的，无论是预防未然的病，或治疗已然的病，他所接触的都是一些活泼的男子与女子，而不是一些抽象的说法或死板的条文。这一层现在很多人已经明白了解，且自近年以来，性道德的观念既然也不像以前那般呆板，绝欲问题究应如何应付，也就比以前活动得多，而不限于一个千篇一律的答案了。

在以前，大家对于绝欲的危害不是估计得太大，便是估计得太小。一方面，有人以为绝欲的困难和危害是微小得不足挂齿的，不惜舌敝唇焦的向人申说；这种人大部属于本文所称的道学家一类，他们对于道德的兴趣实在是浓厚得过了分，他们所日夜焦虑的是人心不古，世道衰微。在另一方面，有人以为各式各样的疯癫，各种不同的神经错乱，是绝欲所酿成的。这样一个极端的看法虽局部与一部分古代的传说有关，而局部也未始不是道学家的看法所引起的反响。据我们所知，在先天健康的人中，只是绝欲一端似乎不会酿成任何严重的精神病或神经病的。以绝欲为此种病态之因的人是犯了一个很普通的错误，就是把前后发生的关系当做前因后果的关系；反过来，假如一个一生淫纵的人后来也得了这种病态，我们若把病源归咎到性冲动的身上，也是同样不合逻辑。弗洛伊德在1908年说过一句话："组织成我们社会的分子，就先天气质而论，大多数是不配讲绝欲的。"不过弗氏接着又说过几句极有意义而值得我们牢牢记取的话："绝欲是可以引起极大困难的，但必得有一个先决条件，就是有神经病先天倾向这条件存在，则绝欲的结果，不免引起神经病态，特别是所谓忧郁性的神经病（anxiety neurosis）。"后来在他的《导论演讲集》（*Introductory Lectures*）里，弗氏又说："我们一定要小心，不要把绝欲对于神经病的影响看得过分重要了；因久旷而欲力壅积所造成的可以致病的状态里，只有一小部分可以用唾手得来或用钱换来的性交来减轻。"我们都知道，弗氏从来没有把性冲动对于生命的意义估得太低，所以他这一番见证的话是特别有价值。还有一点值得参考的事实，天主教的神父在神经方面的健康大抵极好，难得因绝欲而发生困难或痛苦；洛温费尔德也提出过这一点，洛氏对这问题的经验很丰富，并且曾用不偏不倚的眼光加以研究，他的结论也复如此；[1]他的解释是：或许因为神父的贞操生活是从幼年便养成的，所以没有困难。

我们总得牢牢记住，生命是一种艺术，而这种艺术的秘诀是在维持两种相反而又相成的势力的平衡；一是张，现在叫做抑制；一是弛，现在叫做表达或发扬。[2]广义的抑制，而不是精神分析家有时所了解的狭义的抑制，也未尝不是生命的一个中心事实，其地位并不在于表达。我们在同一时间里，总是不断地在那里抑制一部分的冲动，而表达另一部分的冲动。抑制本身并无坏处，且有好处，因为它是表达的先决条件，不先抑制于前，何来表达于后？抑制也不是文明生活所独具的特点，在比较原始的各时代里，它也是同样显著。甚至在动物中也很容易观察得到。抑制既然是这样一个自然的东西，其对于人生在大体上决不会有害处，是可以推想而知的；抑制不得其当的弊病固然也有，特别是对那些先天禀赋浅薄而在身心两方面不善作和谐的调适的人；不过这

[1] 见洛氏所著德文《性生活与神经病》一书。

[2] 这张弛互用的生活哲学，中国人是一向明白而能照做的，特别是在真能服膺儒家哲学的人，《礼·杂记下》有段话说：“子贡观于蜡。孔子曰，‘赐也乐乎？’对曰，‘一国之人皆若狂，赐未知其乐也。’子曰，‘百日之蜡，一日之泽，非尔所知也；张而不弛，文武弗能也；驰而不张，文武弗为也；一张一弛，文武之道也。’”弗能与弗为的说法真好，专抑制而不表达，是做不到的，所以弗能；专表达以至于流放而不抑制，道义上有所不可，故曰弗为；其实不抑制于先即不克表达于后，也可以说弗能，不过道义上说法似乎更进一步。

些终究是例外。[1]

不过我们也不否认，绝欲的结果，即使对生命的安全与神志的清明不发生威胁，就许多健康与活动的人而言还是可以引起不少很实在的困难的。[2]在生理方面，它可以引起小范围的扰乱，使人感到不舒适；在心理方面，对性冲动既不能不驱遣，而又驱遣不去，结果是一个不断来复的挣扎与焦虑，而越是驱遣不成，神经上性的意象越是纷然杂陈，那种不健全的性感过敏状态越是来得发展，这两种倾向更会转变而为一种虚伪的贞静的表现，[3]

---

[1] 绝欲对先天健康的人不见得有害处，上文378页文中注末所引刘安世就是一例。安世是司马光的学生，做谏议大夫时，论事刚直，时人敬慑，把他叫做“殿上虎”。章惇最恨他，把他安置到两广，凡投荒七年。甲令所载远恶的烟瘴区域，他几乎都到过，当时最可怕的八州里，春、循、梅、新（“与死为邻”）、高、雷、窦、化（“说着也怕”），他竟然到过七州，而没有送命，谪满回到中原，更有人替他起了一个绰号，叫“铁汉”。上文说安世遵从司马温公的告诫，以绝欲为摄生之法，这告诫对不对，是别一问题，至少安世即在蛮烟瘴雨之乡，没有吃绝欲的亏，是显而易见的。史称安世“仪状魁硕，音吐如钟，家居未尝有惰容，不好声色货利”，也足见他是一个先天很健康的人，七年绝欲，对他没有什么不良的影响，这就是最大的一个原因了。

[2] 霭氏原注：这一点，一切有能力的专家是很早就承认了的。例如奈克，一向很谨严，不轻易接受结论，在二十年前就提过，在性问题的专家里，如今再也找不出一个承认绝欲是无害的。近年来专家所争论的，不是绝欲的有害无害，而是害处的性质如何，数量如何，据奈克个人的看法，这种害处是从不会十分十二分的严重的。

[3] 此处原文用prudery一字，中文中并无相当的字，字典把它解作“伪为贞静”或“矫为贤淑”也失诸呆板，且不足以把性的意义传达出来。江南人批评伪善或故示廉隅的人，常用“假撇清”三字，其实prudery就是性的假撇清。江南又有“爱吃梅子假嫌酸”的说法，prudery就是爱吃性的梅子而假嫌酸的一种心理与行为。有的穷人见了阔人或阔绰的场面，不免有寒酸之气，绝欲的男女见了健全的异性，也不免有一种内则羡慕而外若不屑的情态，这种情态也可以叫做“性的寒酸”。

特别是在女子中。例如有一个大学青年在此，他很能守身如玉，志气也很远大，愿意把所有的力量放在学业上面，但因和性冲动挣扎的关系，在精神上不免忍受着大量的焦虑和抑郁。许多女子也是如此，她们或许也在求学时代，或许已经加入社会而从事各种作业，冲动之来，无法排遣，只好在学业上、工作上或体育运动上加倍努力，甚至弄得筋疲力竭、头昏眼花，也还是不能排遣。[1]我有时甚至以为女子在这方面所感受的困苦要比男子为大，倒不是因为升华的功夫在女子比在男子为难（弗洛伊德有此见地），也不是因为女子的性冲动要比男子为强，而是因为在婚外发生性关系的机会，在男子比在女子为大，向来如此，现在也未尝不如此；同时，还有一层，就是守身如玉的男子还有一条正常的出路，就是睡眠期间自动的亢进作用，而在女子，除非她以前有过性的经验，这种作用是比较很难发生的，初不问其人性欲强烈到什么程度，往往越是才性过人的女子在这方面的困苦越是大，因为越是这种女子，越不愿意把她的困苦诉说出来。

霭氏原注：我从许多女子听到她们在这方面身受的痛苦是很尖刻的。她们时常从远处（即本来居住相近，特赴远处付邮）寄不具名或仅具假名的信给我，有一例是很有代表性的。她写过好几次信给我（碰巧她和我的某一个朋友相熟，所以我知道她是怎样的一个人，不过她并不知道我知道她就是

[1] 这里译者不得不联想到某一个很动人的节母的故事。清青城子《志异续编》（卷三）说：“一节母，年少矢志守节。每夜就寝，关户后，即闻撒钱于地，明晨启户，地上并无一钱。后享上寿。疾大渐，枕畔出百钱，光明如镜，以示子妇曰：此助我守节物也！我自失所天，孑身独宿，辗转不寐，因思鲁敬姜‘劳则善，逸则淫’一语，每于人静后，即熄灯火，以百钱散抛地上，一一俯身捡拾，一钱不得，终不就枕，及捡齐后，神倦力乏，始就寝，则晏然矣。历今六十余年，无愧于心，故为尔等言之。”

了）。她是一个中年女子，很壮键，发育得很圆满，很美，智力很高，有独立的生计，时常在外国侨居；她和别人从来没有发生过任何性的关系。她大体上虽享受着健康的生活，但也有若干轻微的病态和不健全的经验（特别是在16岁的时候，受过一次惊吓，以致月经的数量减少），这种病态与经验对她的性欲往往发生异常强烈的刺激。她的性欲总是十分旺盛，她在身心两方面用尽了方法，也没有能减轻它的紧张的压力。她的性格、教育与地位不但教她不便于寻找什么不规则的出路，并且根本不容许她把她的这种情形对人诉说；经期的时候，性欲尤其是强烈，使她间或不得不采用手淫的方法，但此种方法所能给她的，并不是欲力的消除，而是一番追悔的惆怅心理。

戴维斯女医师在她的研究用的征求案里，曾经提出这样的一个问题来：为了身心两方面的十足的健康设想，你认为性交合是必须的么？我们可以很有趣地把1000多个女子对这问题的答复参考一下。当然我们得记住，这些答复，即使一般都能考虑到比较严格的生理与心理的需要，也还不一定全都能考虑到，其间自然有许多不能避免的道德标准、社会观念以及流俗的成见等等的影响。不过我们从这些答复里，总可以知道一点，就是在二十世纪初年长大的美国知识界妇女，对这问题究属有些怎样的私人观感。1000多个答案中，我们发见38.7%（即394人）认为性交合是必须的，其中少数更认为是绝对的必须，大部分则附上一些特殊的条件，还有一小部分则不很肯定。其余的大多数，61.2%（即622人）认为不必须，有的认为绝对不必须，也有一小部分不很肯定。认为必须而附有条件的答复里，其所附的条件自不很一律：有的以为“特别是为男子”是必须的；有的认为“为心理的健康”，则然，为身体的健康，则否；有的添上“为生命的完整”或“为某几类的人”一类的字样。在认为不必须的一方也附有不少有条件的说法：有许多答案说“不必须，然而是正常的”，有的，“不必须，然而是可以的”；有的，“为真正十足的心理健康是不必须的”；有的，“不必须，但有困难”；有的，“不必须，但没有性交经验的人似乎见得很粗糙鲁莽，而身心方面也似乎有些干瘪的样子”。一个很有趣的从旁参考之点是：在那些认为不必须的女子中，59.5%即半数以上，是有手淫习惯的；而在认为必须的一方，则有手淫习惯的人更多（76%），这当然更是在意料之中，不足为奇了。认为必须的一方有过性交合经验的例子要比认为不必须的一方为多，也是很自然而可以料想得到的。[1]

凡是把绝欲的困难与痛苦看得太无足轻重的人很应当参考一下基督教初期许多禁欲主义者在沙漠里的经验，例如帕拉狄乌斯（Palladius）在《天堂》（*Paradise*）一书里所叙述的种种。这些独身绝欲的人都有强健的身体与坚忍的意志，他们对于禁欲主义所昭示的理想是准备全神贯注地求其实现的，他们所处的沙漠环境，为实现此种理想计，真是再理想也没有了，而他们日常生活所守的戒律真是严厉到某种程度，在我们看来，不但是不可能，并且几乎是不可想象。但是，他们感到困难而排遣不来的一点，始终是性的诱惑，终他们一生，这种诱惑多少总不断地和他们为难。[2]

还有一桩事实，可以警告我们，对于这问题不要轻易听从许多近乎道学家的老生常谈，我们可以撇开古代禁欲主义者的经验

[1] 见戴氏所著书《二千二百个妇女的性生活的因素》。

[2] 详见巴奇（Wallis Budge）所著《教父的天堂》（*The Paradise of the Fathers*）一书。

不论，而就目前的情形而言，一切比较精密的研究都证明，真正能绝欲而历久不懈的人，即真正没有任何方式的性的活动的人，即使我们把从事于医业的人包括在内，事实上是很少很少的。[1]除非我们把这些方式都除开不算，例如向异性勾引、搭讪一类虽正常而不完全的性满足的方式，又如种种歧变的性的活动，又如自动恋的种种表现等等，那数目自然是比较大了。罗雷德是这方面很有经验的一位医学家，他在好几年前就说过，绝欲或绝对童贞的现象是根本没有的，少数真正能绝欲或真正毫无性的表现的人无非是一些性能或性感缺乏（sexual anaesthesia）的例子罢了。[2]至于表面上好像是性操贞洁的例子比较多，那大体上是因为各国传统的风气不同，而这种风气又不外两途：一是宿娼的一途，二是手淫的一途。事实上在这题目上医生也分两派：一派极端地反对手淫，认为是乾刚正气的一种玷污，而对于宿娼，却持一个较宽大的态度；另一派则极端反对宿娼，认为是一种危险而不道德的行为，而对于手淫却比较宽容。（不过沃瑞尔则认为二者是一丘之貉，在他看来，和一个不关痛痒的异性的人发生狎娼的行为，“也不过是手淫的一种方式罢了”）[3]这一段讨论是很值得医师们参考的，他们在行医时，对于因性欲的不满足而发生

---

[1] 霭氏原注：德国科隆（Cologne或Koeln）城的医师麦罗夫斯基（Meirowsky）调查过86个同行的性生活，发见此数之中只有一个在结婚以前完全没有过性交的经验。在讲英语的国家里，这种人也许多些，但同时采用各式自动恋的性活动的人也多些。

[2] 罗氏在这方面发表过一篇很有批评眼光的论文，题目就叫做《绝欲》，载在1908年11月号的德国《性科学期刊》。

[3] 见沃氏所著《性的问题》一书。

的种种病候，例如局部的充血、失眠、易于发怒、抑郁、头痛以及各种模糊的神经的症候，必须设法加以治疗或减轻，这一类的讨论到那时就有相当用处了。假如这一类的症候再进一步，而逼近精神的领域，那其间我们总可以发见一些别的合作的原因，精神分析者因为要推寻这一类的原因，曾经在下意识或潜意识的领域里发见过不少的弯曲的小径。据洛温费尔德的观察，在24岁以下，绝欲的生活对男子所发生的困难很少，即在24岁以后，困难虽有，也还不至于到一个必须请教医生的程度，不过希尔虚弗尔德则以为30岁以前绝欲而30岁以后方才结婚的男子是要相当感受到一些困苦的。无论如何，要绝欲的经验成为神经病态的一个原因，先天气质的恶劣是一个必须的条件，而这种神经病态，据弗洛伊德、洛温费尔德以及其他专家的发见，无论病者是男是女，大都取所谓忧郁性的神经病的方式。

绝欲所引起的症候是需要治疗的，不过在性的领域里的所谓治疗，事实上往往不用药物的方式，而用卫生调养的方式，而这种方式，还得绸缪于未雨之先，才会发生效力。这调养的方式包括：朴素的生活、简单的食品、冷水浴、奢侈习惯的预防、一切身心两方面强烈刺激的避免、谨慎的交友、相当繁忙的工作、充分的户外运动等。一个孩子，家世既清白，天赋又健康，再从小能得到这种调养的功夫，除非碰上不可避免的危险事故，是很有希望可以把性意识的开发展缓上好几年的。在理论上我们尽管承认儿童自也有其性的活动，但这种理论终究是很抽象的，和性的自觉发展的迟缓并不冲突。又性的自觉发展尽管延缓，相当的性教育的实施依然可以进行，其间也并无妨碍。不过一旦性的自觉已经发展开来，而有机的性冲动已经在意识上作有力的冲击，这一类极好的调养方法就不像有的人所口讲指画的那般有效了。无论如何，这些办法还是值得履行的，它们的效用虽不如以前所说的那样大，有时也未始不能减轻或牵制性冲动的鼓荡的力量，不过我们决不能抱什么奢望就是了。适当的肢体运动，实际上不但不能抑制性欲，并且往往是可以激发性欲的一个刺激，在男女都是一样；只有过分剧烈而使全身疲惫不堪的运动才有一些抑制的影响，但这种运动又是违反了健康的原则的。[1]肉食的避免也是同样没有多大效力的，[2]希尔虚弗尔德曾指点出来过，肉食的兽类所表示的性的兴趣反而要比谷食的兽类为冷淡。至于脑力的工作，有时即使是纯粹抽象的一类，也容易激发性的兴奋。这都是不足为怪的，一切一般的摄生方法，对全身既有增加精力的效能，而性的领域又既属全身的一部分，自亦不能不分受其惠；我们决不能一面设法教全身的精力增加，而一面又强加干涉，不让一部分多出来的精力分发到性的领域里去。

固然，我们可以把性的精力转化成别的更神妙的方式，但我们以前也提到过，以后还有详细考虑的机会，这精力之中只有一小部分是可以这样升华的；弗洛伊德说得好，性的精力之于我们的身体，好同热力之于机器，只有一部分是可以转化成工作

---

[1] 上文386页注[1]里所引撒钱与拾钱的节母便是很好的例子。

[2] 佛家主不杀生，不食荤腥，是和不淫的戒律也有关系的。我们读原文到此，再参看和尚们的绝欲的困难，可知此种关系，即使有的话，也是很微薄的。

的。[1]当然我们还可以用药物来应付剩余的性的精力，特别通用的和也许比较最有效的是各种溴化物。不过药物的用途也有限，它对某一种人是有用的，就是神经衰弱、感觉过敏而其性的兴奋又并不是性的精力的自然表现的那种人。对于身体强健性能焕发的人，溴化物是往往全无效力的，除非是因特别大的分量，但分量一大，性能固然受了管束，其他精神方面比较细腻的活动，也就不免遭受一番萎缩的打击。性冲动是一个伟大的自然的冲动，用之有节，它对于人生可以发生许多好处，如果这种好处因药物而横受糟蹋，当然也不是一个满意的办法。总之，绝欲期间性能的应付是一个很难的问题，我们得承认目前的学识有限，还无法解决，但有两点我们应当注意，一是碰到社会环境所已酿成的许多困难的时候，应明白承认它们，不应用老生常谈的方法把它们轻轻搁过一边，二是在可能范围以内，还应当让有问题的本人自己去相机设法，来解决他或她的问题，我们最好不要故作解人的帮忙，免得越帮越忙。

医学界有一部分人很大胆地当众说："对于这个问题他们自己总得负起一个无限制的责任来。"一个有问题的人来了——假定说是一个天主教的神父罢，或者是一个嫁了一个阳痿不举的丈夫的妇人罢——因为长期绝欲的关系，这个来人显然在神经方面有些问题。这一些医师们拍着胸脯说："我们的责任来了，我们得坚决劝他或她找性交合的机会。"我以为这

[1] 见弗氏1908年所著《文明的性道德与近代的神经脆弱》一文，现入其《论文集》第二辑。

是不对的。即不论性交合的这个药方是否真有效力，即开方子的人究属能不能担保，也不论这个方子的合乎道德与否，做医师的人这样随便越出了他的业务范围说话，至少也得考虑到，如果向他请教的人真照了他的方子行事，在请教的人身上，除了生理的一端而外，还会发生些什么影响。再就刚才不论的两点而言，关于第一点，我认为是未必十分有效的，关于第二点，我认为简直是不道德的，医师暗地里劝告这种人寻找性交合的机会，而他在公开的场合，也许根本反对一切胡乱的性交行为，或者明说反对，或者在言辞间隐含反对的意思，总表示他对乱交是不赞成的；如今公开的是一种话，而暗地里又是一种话，并且两者完全背道而驰，这岂不是不道德么？至于对请教的人本身的影响，我还可以申说一下。假如那个神父或那个守活寡的妇人真照了方子去行事，在前者，其结果势必至于和他的宗教信仰及职业的人格发生正面的冲突，而在后者，势必至于叫她的社会地位一落千丈；此种冲突与社会地位惨落的影响，即单单就生理的健康而论，又何尝是有利的呢？其为不利，也许比因禁欲的挣扎而发生的更进一步；禁欲的挣扎方去，而道德的挣扎已来，结果只是一个以暴易暴，而事实上道德的挣扎所引起的痛苦大概更要在禁欲的挣扎之上。我以为如果一位医师不得不越职言事的话，他应当把问题以及各种可能的出路的是非利害明白地、宽泛地、不偏不倚地向请教的人交代清楚，至于抉择哪一条出路，应由请教的人自己决定，因为这原是他自己的责任，别人不能越俎代庖的。医师的责任在这里好比是一个督促陪审官的法官，他只能把案子的原委审问明白，至于有罪无罪的判决，那是陪审官的事，不是他的事。医师诚能这样去应付，他不但可以不闹乱子，并且同时可以让请教的人心气上更平和一些，态度上更合理一些，可以使他不操切从事，硬把一个不容易解的结一刀两断。快刀斩乱麻的办法，在别处也许有用处，在别人也许可以出这样一个主意，但是在性的题目上，从医师的嘴里说出来，却是很不相宜的。

要补救绝欲的弊病，天下通行的唯一方法——只要环境良好，条件适当，无疑也是最美满的方法——是一个人地相宜的婚姻。

第二节　婚姻的可取性[1]

现代的医师比从前的多了一种任务，就是在婚姻的可取性一点上，向他请教的人比以前多了许多；凡是将要结婚的人，对于未来夫妇的幸福或子女的健康发生疑问时，总要找他帮同解答。医师在这方面的意见，在以前是比较不受人重视的，现在也更有分量了。因此，做医师的从今要特别小心，不应再轻率地用些老生常谈把请教的人打发开，而应尽能力所及，在替他作一番郑重与周密的考虑后，然后发言。这种考虑所必须依据的科学资料现在还不完全，也还没有整理清楚；至少对一大部分婚姻的例子，这种资料还不很适用；不过整理的工作目前已经开始，在不

[1]　读者读本节及下文第三、第四两节后，如对于婚姻的制度、历史以及近代的趋势尚需作补充的阅读，译者可以介绍霭氏《研究录》第六辑的第十章和译者所著《中国之家庭问题》，133—238页。

远的将来可以应用，到那时我们或许可以预料一桩婚姻的可能的结果，此种预料虽未必完全准确，总要比目前准确得多。就目前论，霍尼女士（Karen Horney）在一度研究这问题之后，也说，就是精神分析的方法（她对这种方法是有很大信仰的）也不能教我们窥见婚姻问题的底蕴，而知所预测。不过婚姻问题终究是一个社会学的问题，我们若穷根究底，不免越出我们的题目的范围。我们在这里所能讨论的，事实上只能限于这问题的一小部分，甚至只是这一个部分的一些端倪而已。

举一个时常发生的简单的例子罢。一个青年男子或青年女子，事前既不向家人亲戚朋友说明，临事又不听任何旁人的劝告，突如其来地宣告行将和某某人结婚；不过这样一桩婚事，即使表面上并不违反什么优生的原则，而实际上从别的立场看，是绝对人地不相宜的。也许第三者看不过去，总希望这样一个恶姻缘可以打消，于是便向医师请教，并且有时还指望他明白地宣告，说明那轻率从事的对方实是一个精神上不健全的人。对方精神上究属健全与否，是应该仔细探讨的一个问题，不过，就大多数的例子而论，这是一个迹近罗织罪名的说法，那所谓轻率从事的对方或许在遗传上有一些轻微的神经变态的倾向，但此种变态，即使可以叫做变态，在分量上实在是很轻微而并不超越寻常生理的限度，因此，单单把医师找来而凭他的片言只语，是不足以断定的。莎翁剧本里所描写的罗密欧与朱丽叶（Romeo and Juliet）一类的爱侣，因为不胜一时兴奋之故，把反对他们结合的社会障碍完全置之度外，这是有的，但他们并不疯狂，除非是我们从文学的立场接受勃尔登（Burton）在《愁的解剖》（*Anatomy of Melancholy*）一书里反复申论的说法，认为在一切恋爱状态中的人是疯狂的。就大多数的例子而论，我们所碰见的决不是两个疯狂的人，而是两个还没有从“狂风骤雨”[1]里钻出来的青年；新发展的性爱的生活原是这番风雨的一部分，当其突然来临的时候，势必至于产生一种生理上的惊扰与此种惊扰所引起的精神上的失其平衡。一刹那风息雨止，生理的惊扰既消，精神的平衡自然恢复，并且更不至于发生第二次。

再用一种很有代表性的例子。一个行为正直而操守纯洁的青年男子，或因一时的好奇，或偶听朋友的怂恿，或完全因偶然巧合，认识了一个妓女，情投意合，竟想与她结婚，他的动机是极理想的，他以为妓女是俗人眼里最下贱的东西，既受人糟蹋于前，又永远得不到翻身于后，他这一来，就可以把她搭救出来，永离苦海，岂不是功德无量；至少这是他当时自觉的动机，在他比较不自觉的心理里，一种正在暗中摸索的性的冲动固然也未尝不存在，不过在那时是不免被搭救的理想所隐蔽而看不大出的。[2]和妓女结婚，在原则上本来没有什么不可以，事实上结果美满的例子也未尝没有。不过在男子方面总得是个成熟而有经验

[1] 所谓“狂风骤雨期”，西洋是有一个常用的名词的，英文叫storm and stress，德文叫Sturm und Drang，直译是“风潮与压迫”。在这时期内，一个青年，因生理心理种种方面的发展，对内在的冲动的驱策，对外缘的刺激的袭击，大有山阴道上，应接不暇之势，因应接不暇而起纷扰，因纷扰的亟切无由解决而发生“少年维特”般的烦恼、愁闷以至于悲哀。凡此种种心理的反应，汹涌、复杂、混乱，和狂风骤雨之下一个旅途中踯躅的人的心理反应最相仿佛。

[2] 译者有一位老友，在求学时代，就表示过这种志愿，他认为最理想的婚姻是和一个妓女结婚。但后来并没有实现，恐怕这老友把这志愿说过以后，不久也就忘了。后来他所与结婚的，还是一位名门淑女。

的人，并且在成婚之前也一定有过一番谨慎的选择。若在一个初出茅庐的男子，天真一片，再加上理想所唤起的一般热情，莽撞做去，结果大概是不会圆满的。[1]我们碰到这种例子，最好的办法是暂时取一种虚与委蛇的态度，然后相机劝阻。直接与强烈的禁遏手段不但不行，并且适足以煽动他的热情，使大错的铸成更不免急转直下。虚与委蛇的用意是让他把婚事延缓下来，在这延缓的期间，就可以设法教他对所爱的人有一番静心观察的机会，结果，他对于对方所估的价值也许会降下来，而和亲戚朋友所估的相差不远。到那时，这样一桩婚事便不打消而自打消了。[2]

---

[1] 此处我们不由得不联想到一个宋代理学家的故事。相传陆象山门人有名谢希孟者，少年豪俊，和一个姓陆的妓女结不解缘，“象山责之，希孟但敬谢而已。他日为妓造鸳鸯楼，象山又以为言，希孟谢曰：‘非特建楼，且为作《记》。’象山喜其为文，不觉曰：‘《记》云何？’即占首句曰：‘自抗、逊、机、云之死，而天地英灵之气，不钟于男子，而钟于妇人……’象山默然。希孟后忽省悟，不告而去，妓追送悲啼。希孟口占曰：‘我断不思量，你莫思量我。从前你我心，付与他人可。’竟解舟行。”惟查《宋元学案》“象山学案”中并无谢希孟其人，象山比较重要的门人中并且根本没有姓谢的。译者颇疑这一类的故事，事实上虽很可能，但也许是有人为了开道学家的玩笑，特地编造出来的。象山姓陆，妓女也姓陆，而抗、逊、机、云也姓陆，显示象山不是天地之灵气所钟，其地位且不及一个妓女！

[2] 中国以前对于娶妓女作妻妾的态度是很清楚的，轻者不许以妓为妻，重者不许以妓为妾，最重者根本不以宿娼为然。清褚人获《坚瓠集》（卷三）引《碣石剩谈》说：“江西举人龙复礼……自书平生未尝与妓苟合，盖恐媾精受孕，生男必为乐工，生女必为娼妇，父母之遗体沦于污贱矣……”社会地位较高而道德标准较严的人家往往把不娶妓作妾的禁条列入祖训，载在家谱，如有故违，身后不准入祠堂。清邹弢《三借庐笔谈》（卷九）便记着一个表示此种禁条的效力的例子。这种态度与禁例也许失诸抹杀武断，但就大体说，此种婚姻总是不健全的，前人对于其所以不健全的理由，虽无从细说，但于其为不健全，则亦未尝不深知之。

再假如一个青年女子，一时为情感所驱，想草率地和人家成婚，做家长或监护人的往往可以想法使她改换一个环境，让新的兴趣和新的友谊取而代之。有时候（在第一次世界大战时，这是屡见不鲜的）一个青年女子，一时意兴所至，想和一个社会阶级比她自己低的男子结婚。无论我们对于阶级的观念怎样不重视，这样一桩婚事是应当竭力加以反对的，因为它很不容易有美满的结果，而当事的女子，如果能悬崖勒马，自己也决不追悔这马是不应当勒的。近年小说里的恰特里夫人虽一时爱上了一个农家子弟，但若真要嫁给他，做他的妻子，未来的生活是决不会幸福的。[1]这一类拿一见倾心做根据的造次的结合往往要产生一系列悲惨的结果。因此，我们如果在成婚之前，能设法加以阻碍，这种设法总是合理的；固然我们也承认在“远亲远亲”或“远看一面麻，近看一朵花”的说法下[2]，障碍越多，在恋爱状态中的青年越是一往情深，追求得越用力，越不甘放弃，即使障碍发生效力，使一段姻缘功败垂成，在当事人也许会引为终身的一大憾事。英国小说大家狄更斯（Dickens）的经验是很多名望赶不上他的人同样身受过的。狄氏早年曾经爱上一个女子，但终于被她拒绝，没

[1] 见英国小说家劳仑斯（D. H. Lawrence）所著《恰特里夫人的爱人》（*Lady Chatterley's Lover*），它是近年来西洋著名的性爱小说的一种。

[2] 西洋说男女相爱，有“距离增添美丽”（Distance lends to beauty）和“睽违是十全十美之母”（Absence is the mother of ideal beauty）等说法。这些和中国“远亲远亲”和“近看一面麻，远看一朵花”一类的成语最相近似。错误的婚姻，固然由此种因距离而产生的错觉而来，但美满婚姻的得以长久维持，也未始不由于夫妇间适当的距离的培植。“相敬如宾”的原则就是为培植此种距离而设的。

有缔结姻缘。后来这女子在狄氏的想象中成为十全十美的女性典型，他的作品里的女主角，也无形中拿她做了蓝本，[1]但最后双方再度有机会见面时，狄氏终于不免大失所望，嗒然丧气。

婚姻也有许多我们局外人的注意所达不到的特殊的疑难问题。但看不到并不就证明没有问题。男女两人之间，不发生婚姻之议则已，否则总有一些要解决的问题的，问题发生的方面尽管很不一致，可其为问题则一，而这一类的问题之中，总有一部分会请教到医师手里，近年以来，请教的人一天更多似一天，而所请教的问题的方面也一天比一天增加了。对这一类特殊一些的问题，我们在这里只能略微提到，一则为本书的范围所限，再则要解决这类问题，我们不容易有什么固定不移和到处可用的简单的答案。每一桩婚事的每一个问题都得单独的解答，也许对甲是最有利的解答对乙却说不定是最有害的。也许将来全世界的各大都市里我们都可以有一种婚姻的咨询机关，专门帮助已婚与将婚的男女就婚姻问题的各方面寻求答案（已成立的柏林性学院可以看做这种机关的一个前驱）。[2]

---

[1] 例如《块肉余生述》里的“全盏花”。

[2] 清诸晦香《明斋小识》（卷三）有“媒翁”一则说：“徐翁爱作媒，凡人家诞儿女者，密访时日登于簿，俟其将冠与笄，暗以门户相当，先为配偶，然后白两家撮合之，故谐合甚多。苟天下尽如是翁，焉有所谓怨女旷夫耶？”徐翁所为，可以说是此种机关的滥觞。目前西洋大都市里事实上已经有不少帮人家解决婚姻问题的机关，但这种机关的任务专在介绍撮合，还谈不到咨询的重要工作，惟其如此，它们对于婚姻率的增加，也许不无小补，但对于所成就的婚姻的和谐程度，怕不会有多少补助，它们在这方面的贡献也许还赶不上以门第相当的原则做依据的徐翁哩。详见波谱诺与约翰生所著《实用优生学》（Popenoe and Johnson，*Applied Eugenics*），246—248页。

这类的问题包括年龄、个人的健康与家世的健康或遗传、婚前的体格检查、对于婚姻生活的准备与准备到何种程度、生育的展缓与节制，特别是夫妇在身心两方面可能融洽的程度，因为这种程度的深浅和婚姻幸福的大小往往大有关系。

婚姻的年龄问题就是对待迟婚早婚的问题。究竟迟早到什么程度，才对夫妇的幸福以及健全子女的产生最为有利，是一个意见还相当分歧的问题。就目前论，这方面的资料数量上既嫌太少，范围上也不够宽广，使我们难以做出一些可以适用多数人的答案。在美国费城，哈特（Hart）和希尔兹（Shields）两氏，根据法院里婚姻关系专庭上所处理的案件和每一对夫妇因勃豀而构讼的次数，来衡量年龄与婚姻生活美满程度的关系，发见早婚是不相宜的。而同时另一位费城的作家，柏特森（Patterson）在这方面的研究发见，在20岁以下缔结的婚姻中发生的龃龉并不比20岁以上缔结的婚姻中明显得更多。狄更生和比姆女士合作的调查里，发见凡属可以认为婚姻生活满意的（即双方能彼此适应而无不足之憾），妻子的平均婚年比全部调查里的平均婚年要大几岁，而在考虑到婚后同居生活的长短和后来分居或离婚的关系时，又发见婚年最早的人中，此种同居的期限倒也并不是最短的。[1]成婚迟一些的女子当然比较明白自己生活里最需要的是什么，而比较能有一些健全的主张，这固然是好处；但同时这种人的心理习惯大抵已趋固定，而在身体方面，也说不定已经有一些小毛病，这种习惯与毛病的存在对婚后夫妇间的顺适总要引起不少的困难；反过来，早婚的女子不但在心理方面

---

[1] 见二氏合著的《一千个婚姻的研究》。

比较容易适应新的环境，并且体格方面也比较健全，性交既不感困难，生育亦易于应付。这种比较，在一般人还不很了解，但事实确乎如此。不过实际上，问题并不端在年龄的大小，而也和性格、智力及经验有关；单就年龄而论，目前的平均婚年也许是已经够高的了，并且往往是太高。近年来在婚姻问题的作家里，伯格杜弗尔（Burgduerfer）竭力主张早婚。同时哈根（Hagen）和克里斯欣的结论是，从优生学的立场，男子婚年应为25岁，而女子则在25岁以前，假如这样提早以后，不免遭遇种种困难，这种困难，无论多大，应该用最大的勇气来克服，不应规避退缩。在德国，男子的平均婚年是29岁，女子的是25岁，不过在数世纪以前，男子的是在19岁以下，女子的是在15岁以下，相差得真是很多了。[1]

无论在什么年龄结婚，男女双方，为未来夫妇的关系和子女的生育设想，都应当有一度周密的医学检查；这一层不但有利而值得做，就道德的立场说，也是义不容辞的。检查的手续并且要做得早，在婚约发表以前，在许多亲友知道以前，就应当做。当然，检查的工作也必须包括女子的妇科检查和男子的生殖与尿道检查。有人更主张，检查后必须有证书，而证书的有无应当成为婚约成败的第一个条件；所以在行将结婚的人应当被强迫接受检查而出示他或她的受检证书；这种主张，在有的地方，已经有实现的倾向。[2]不过这种检查的关系实在是太多了，即专为未来夫妇

[1] 参看译者所著《中国之家庭问题》中“早婚与迟婚”一节，160—184页。译者在那里所得的结论和克里斯欣的结论最为接近。

[2] 例如在德国普鲁士的许多大城，奥国的维也纳和美国的洛杉矶，都有帮同做检查工作的官立或私立机关。

的幸福着想，而不参考到本节范围以外的种种优生学的需要，行将结婚的男女也是应当照做而愿意照做的，初不待外界的强制。[1]

婚姻还有另一种准备工作，其意义的重要更要在医学检查之上，而必须双方当事人在私底下自己做的。这种准备工作是性知识和性感觉的自我检查，婚姻关系最重要的一部分当然是性的关系，在发生这种极亲密的关系以前，双方对于自己和对方行将发生这种关系的条件，应当有一个比较明白的认识。他们应当自问，对于自己和对方身体的构造和生理，以及彼此对于性题目的情绪的反应，已经有充分的了解没有。就一向的情形而言，狄更生和比姆女士在他们的研究里所说到的一点是很寻常的，就是“少不更事的未来的新郎觉得对方是‘太神圣得’不可侵犯了，因此，对于她内部的结构，不便作什么探索的尝试；在未来的新娘方面也把自己当做是一棵树，那么一根实心的木头。这种男女对于生理与解剖的知识比起古代的波斯人来，并不高明多少”。他们特别应当自问一下，他们对于婚姻之爱或床笫之爱的观感究属如何。我们知道有的夫妇深怕对方触摸到自己的私处和其他平时不大呈露的发欲带部分；有的夫妇从来没有在浴室里碰过头，不是他怕见她，就是她怕见他。在

[1] 此种检查工作译者以为必须包括家世的检查，即不为未来子女的健康设想，而为夫妇生活的长久调协设想，这种检查也是万不可少的。例如许多种疯狂的症候，不到相当的岁数是不表现的。配偶的一方，在成婚的时候，也许表面上是很健全的，只是本人的检查并不能发见他或她有什么病态，但婚后十年八年之内，也许潜在的疯狂倾向会突然发作起来。这种情形，只有家世的检查可以供给我们一些资料，好让我们在事先作防杜之计。关于这一点，我颇以霭氏没有多加讨论为嫌，他在上文虽提到家世的健康为问题之一，但讨论到医学检查的时候，他把这一点反而忽略过去，没有特别举出来。我视为这种挂漏是应当补足的。

这种情形下，身体上的开诚布公，和盘托出，既谈不到，要取得精神上的推心置腹，肝胆相照，更不必说了；这样，试问还有真正的婚姻结合可言么？戴维斯女医师发见，凡属婚前的准备，不论在哪方面都比较充分的女子，比起没有准备的来，其婚后生活的比较圆满，在百分数上要多占许多。

这种互相的认识当然不限于性的方面。婚姻关系中，性的关系既属中心，但并不是唯一的关系。我们知道有许多婚姻的例子里，真正的性关系始终不曾有过，但因双方有十足的性格上的体认，所以也不能算完全不圆满。许多婚姻的研究都认为性情投合是婚姻幸福的最大的钥匙。[1]两个人的性情，单独看，也许是很不差的，但放在一起，就合不起来，所以必须在婚前

---

[1] 这一段的见解和译者所见很有几分出入。译者以前在《中国之家庭问题》里说过："性情亦为身心健康与否之一种表示，生理与心理上无病态或变态者，其性情无有不温良之理，即偶有个别不与人同之处，亦未尝不可藉理解力之助，而减杀其不相能性。"详见是书149—153页。且性情是最不容易下界说的，什么是好性情，什么是坏性情，更不容易决定，至于要断定哪两种性情可以放在一起而和协无间，更是难之又难了。霭氏谈到性情的种类，也只偶然提到内向与外向两种，此外他没有提到什么，因为根本没有什么可提。至于说，相投合的性情不一定要相同的性情，同的可以合，不同的也可以合，然则究属怎样的性情才不可以合呢？关于这一点，霭氏及其他重视性情的作家似乎从来没有说明过。还有一层，根据上文影响的理论，青年人对恋爱的对象往往有精神分析派所称"性的过誉"或俗语所称"情人眼里出西施"的危险。在这种性心理状态之下，他所见的对方的性情，不好也是好的，不合也是合的，即使按照霭氏夫妇的提议，在婚前有一个见习的时期，怕也不容易把这种盲目的程度减轻很多。若见习的时期比较长，这种盲目的程度自不难减少，但若太长，特别要是见习功夫包括性交在内，那就名为见习，实等婚姻，设有大错，岂不是已经铸成？关于婚前求爱期内的"性的过誉"一点，参看《中国之家庭问题》，205—207页。

加以认识；留待婚后再加以体验是不妥当的。最好在结婚以前，双方就能有较长期住在一起的机会，这同住的环境必须能供给种种寻常必须解决的问题以致特别不容易解决的难题，让双方共同设法应付；如此，双方才可以观察到彼此对自己、对第三者以及对一般事物的反应的方法；我特别提到对第三者以及一般事物的反应，因为只看双方彼此间的反应是不够的，这些，在婚前婚后往往有很大的不同。天主教里的修士和修女必须经过一个见习期，见习及格才可以正式做修士和修女，我认为婚姻也应当有一个见习的阶段，见习有成，才许在婚姻祭坛前立下正式的誓约。这种见习功夫究竟做到什么程度，包括不包括性的交合在内，是一个次要的问题。[1]

所谓性情的投合，不一定指性情的相同，有时相反的情形

---

[1] 见习期之说，详见霭理士夫人所著《婚姻的一个见习期》一文。霭夫人关于这方面的零星文稿，现全部收入名为《恋爱与生命的新眼界》的一部论文集里。

见习期之说，译者也不敢苟同。见习的时间短，见习的方面少，等于不见习；见习的时间长，见习的方面多，就等于实行婚姻，等于曾子所说的“学养子而后嫁”。婚姻好比人生的许多别的大事，原是一个冒险的历程，要把全部历程的安全于事前完全加以肯定，是事实上所不可能的。下文霭氏不是在引埃克斯纳“婚姻为一个造诣的过程”之说么？婚姻的本身既是这样一个过程，既须夫妇两人不断地彼此力求适应，才有日新的进步可言，才有高度的造诣可言，那岂不是等于说，全部婚姻的过程不就是一个见习的过程么？不等于说，有婚之日，莫非见习之年么？又何必别立一个见习的期限呢？霭夫人的作品里很有些特出的见解，但她的神经是不很健全的，霭氏在最近问世（1940）的自传里也坦白地承认这一点。霭氏引到她的见习期的主张，恐怕是出乎爱敬与纪念他的夫人的心理者为多。此种主张的理论根据却是不坚实的。

也可以彼此和谐，不过只是性情的投合还嫌不够。见解、兴趣与才能的投合也是极关重要的。性情的不同，例如一个内向（introvert），一个外向（extrovert）也许是和谐而相辅相成的，也许比性情的相似和反应的相同更可以促进婚姻的幸福。不过要此种幸福的长足进展与长久维持，趣味与才能的相投也是极基本的，而所谓相投自然也不一定非相同不可。一方不爱好音乐，而一方则专心致志于音乐，这大概是不容易调和的；政治的见解不同，即使性的关系很和合，怕也不一定能维持长久的美满。至若宗教的信仰完全不合（如罗马式的天主教和福音主义的耶稣教），则婚姻决无和乐之理，无论如何应以不缔结为是。应知在今日的时代，做妻子的已经不止是一个纯粹的家庭的员司，她多少总有一些家庭以外的兴趣，所以对于外界社会生活里各种较大的活动与潮流，双方理应有些共同和相似的见解，只要大处相同，细节不同，就不要紧，所持的原则同，方法不同，也就不要紧，但若大处和原则上便有冲突，婚姻生活就难期美满。

不过我们总需记住，对于任何一桩婚事的事前的一切劝告或多或少总有几分臆断与预料的性质，未来是否一定成为事实，是谁也不敢断定的。一对当事人，尤其要是很年轻的话，是会因发展而随时变迁的，今天这样，明天就不一定这样。埃克斯纳（Exnar）说得好：“从心理的立场来看婚姻，把婚姻当做一个富有创造性的人格关系看，它根本是一个造诣的过程。这种关系，这种过程，在行婚礼的时候，不一定就会发生或开始的。"[1]这造诣的过程也往往很慢，也许要费上好几年渐进的功夫，一种圆满的与深切的婚姻关系，即真正配叫做婚姻的婚姻关系，才有希望确立。表面上已到白头偕老的阶段，而此种关系还没有确立的例子，也所在而有。[2]

世间也有不少人，因为若干特殊的个人的原因不适宜于婚姻，而我们也便不以婚姻相劝。另有一部分人，因遗传的关系，为种种的健全起见，可以许其结婚，而不许其生育子女；对于这种人，比任何方法要高明许多的不生育的方法，是让做丈夫的接受绝育的外科手术。[3]

第三节　婚姻美满的问题[4]

在旧时候，婚姻是看做一种神圣的责任，不是由神道命定，便是由国家裁可。法国散文家蒙田（Montaigne）说，我们结婚，不是为了自己。

---

[1] 见埃氏所著《婚姻的性的方面》一书。

[2] 这一段议论岂不是和上文"见习期"的主张相冲突，相抵销？

[3] 其他可供参考之书目：

《我们目前所已知之遗传知识》（梅奥基金会《演讲集》，*Mayo Foundation Lectures*），1923—1924年。达尔文（进化论大师之少子，Leonard Darwin）《优生的改造》。

狄更生（Dickinson）《婚前检验》。

瓦尔（Lopez del Valle）《婚前医事检验》一文，《世界的健康》月刊，1927年9月号。

[4] 参看霭氏《婚姻的历史》一文，《研究录》第七辑。霭氏又有一论文集，集名可译作《恋爱与德操微言论集》，也值得参读。

中国的婚姻像蒙田所说一样，也不是为了自己。神道命定的一点，我们也有，但远不如西洋基督教势力下的那般刻板和不可侵犯。所谓神道命定，又可以分三层说，最广泛的说法是婚姻和天命有关，即“天作之合”的说法。婚姻乃命中注定，有缘则千里相会，无缘则见面不逢，是一般人的信仰中很重要的一部分。这一点从以民间故事做张本的戏曲里最容易看出来。明人戏曲有《天福缘》一种，演癞子张福遇奔女彭素芳，复发藏金，遂得富贵，示姻缘福泽，悉由天定。清华万侯作《杜鹃声》，说秦员外女娇哥嫁一憨哥，乃是一种业缘，无可避免，需缘尽方可。李渔的《奈何天》也以为婚姻子禄，皆前生注定，即如巧妻之伴恶夫，亦是天数，非人力所皆可奈何。谢宗锡有《玉楼春》一种，其用意的一部分也以为结褵之亲，命所前定，不可苟求。又不详谁氏的清人曲本《楼外楼》演姚女曼殊和杨立勋以梦媒成婚，以示婚姻自有定数，不可勉强。

第二种神道命定的说法和“月下老人”一类的神话有关。唐李复言《续玄怪录》有“定婚店”一则，是此种神话中最早也最有趣的一例，详录如下：“杜陵韦固，少孤，思早娶妇，多歧，求婚不成。贞观二年，将游清河，旅次宋城南店，客有以前清河司马潘昉女为议者。来旦，期于店西龙兴寺门；固以求之意切，且往焉。斜月尚明，有老人倚巾囊，坐于阶上，向月检书。觇之，不识其字。固问之，‘老父所寻者何书？……’老人笑曰，‘此非世间书，君何得见。’固曰，‘然则何书也？’曰，‘幽冥之书。’固曰，‘幽冥之人，何以到此？’曰，‘君行自早，非某不当来也。凡幽吏皆主生人之事，可不行其中乎？……’固曰，‘然则君何主？’曰，‘天下之婚牍耳。’固喜曰，‘固少孤，尝愿早娶，以广后嗣，尔来十年，多方求之，竟不遂意。今者人有期此与议潘司马女，可以成乎？’曰，‘未也。君之妇适三岁，年十七，当入君门。’固问囊中何物？曰，‘赤绳子耳，以系夫妇之足，及其坐，则潜用相系。虽仇敌之家，贵贱悬隔，天涯从宦，吴楚异乡，此绳一系，终不可逭。君之脚已系于彼矣，他求何益？’曰，‘固妻安在？其家何为？’曰，‘此店北卖菜家妪女耳。’固曰，‘可见乎？’曰，‘妪尝抱之来，卖菜于是，能随我行，当示君。’乃明，所期不至。老人卷书揭囊而行，固逐之，入米市，有眇妪抱三岁女来，弊陋亦甚。老人指曰，‘此君之妻也。’固怒曰，‘杀之可乎？’老人曰，‘此人命当食大禄，因子而食邑，庸可杀乎？’老人遂隐。固磨一小刀，付其奴曰，‘汝素干事，能为我杀彼女，赐汝万钱。’奴曰，‘诺。’明日袖刀入菜肆中，于众中刺之而走，一市纷扰，奔走获免。问奴曰，‘所刺中否？’曰，‘初刺其心，不幸才中眉间。’尔后求婚，终不遂。又十四年，以父荫参柏州军，刺史王泰……妻以女，可年十六七，容色华丽，固称惬之极。然其眉间常贴一花钿，虽沐浴闲处，未尝暂去。岁余，固逼问之，妻潸然曰，‘妾郡守之犹子也，非其女也。畴昔父曾宰宋城，终其官时，妾在襁褓，母兄次殁。惟……与乳母陈氏居，去店近，鬻蔬以给朝夕，陈氏怜小，不忍暂弃。三岁时，抱行市中，为狂贼所刺，刀痕尚在，故以花子覆之。七八年前，叔从事庐龙，遂得在左右，以为女嫁君耳。’固曰，‘陈氏眇乎？’曰，‘然，何以知之？’固曰，‘所刺者固也。……’因尽言之。相敬愈极。后生男琨，为雁门太守，封太原郡太夫人，知阴骘之定不可变也。宋城宰闻之，题其店曰‘定婚店’。

更有趣的是所谓露水姻缘也有神道掌管。清袁枚《续子不语》有“露水姻缘之神”一则说：“贾正经，黔中人，娶妻陶氏颇佳。清明上坟，同行至半途，忽有旋风当道，疑是鬼神求食者，乃列祭品沥酒祝曰，‘仓卒无以为献，一尊浊酒，毋嫌不洁。’祭毕，然后登墓拜扫而归。次春，贾别妻远出，一日将暮，旅舍尚远，深怯荒野，无可栖止。忽有青衣伺于道旁问曰，‘来者贾相公耶？奉主命相候久矣。’问为谁。曰，‘到彼自知。’遥指有灯光处是其村落。私心窃喜，遂随之去。约行里许，主人已在门迓客，道服儒巾，风雅士也。楼阁云横，皆饰金碧。贾叙寒暄问曰，‘暮夜迷途，忽逢宠召，从未识荆，不识何以预知，远劳尊纪。’答曰，‘旧岁路中把晤，叨领盛情，曾几何时，而遽忘耶？’贾益不解。主人曰，‘去年清明日，贤夫妇上墓祭扫，旋风当道者即我也。’贾曰，‘然则君为神欤？’曰，‘非也，地仙也。’问所职司。曰，‘言之惭愧，掌人间露水姻缘事。’贾戏云，‘仆颇多情，敢烦一查，今生可在遇合否？’仙取簿翻阅，笑曰，‘奇哉，君今生无分，目下尊夫人大有良缘！’贾不觉汗上，自思妻正少艾，若或有此，将为终身之耻，乃求为消除。仙曰，‘是注定之大数，岂予所得更改？’贾复哀求，仙仰天而思，良久，曰，‘善哉善哉，幸而尊夫人所遇，庸奴也，贪财之心胜于好色，汝速还家，可免闺房之丑，不过损财耳。’贾屈指计程，业出门四日矣，恐归无及。又思为蝇头微利，而使妻失节，断乎不可。乃辞仙而归，尽夜赶行，离家仅四十里，忽大雨如注，遂不得前。明午入门，则见卧房墙已淋坍，邻有单身少年相逼而居，回忆仙言，不觉叹恨。妻问何故。曰，‘墙坍壁倒，两室相通，彼此少年独宿，其事尚可言而来问我乎？’妻曰，‘君为此耶？事诚有之，幸失十金而免。’贾询其故。曰，‘墙倒后少年果来相调，逃往邻家，不料枕间藏金，遂被窃去；今渠怕汝归，业已远飏。’问金何来，则某家清偿物也。贾鸣官擒少年笞之，而金卒难追。此事程惺峰为予言。”这种神话，显系有人造作，即使略有事实的根据，也是一二神经不健全而怕妻子在外遇的人所做的白日梦。我们引来，无非是表示婚姻天定之说的无远弗届而已。

第三种神道之说和祖宗崇拜有密切的关系。基督教统治下的西洋婚姻对上帝负责。祖宗崇拜下的中国婚姻对祖宗负责，以至于对祖宗的代表父母（或姑舅）负责。《春秋左氏传》隐公八年说："郑公子忽如陈，逆妇妫，……归……先配而后祖。铖子曰，'是不为夫妇，诬其祖矣，何以能育'？"《仪礼·士昏礼》于"亲近"下说："父醮子，命之曰，往迎尔相，承我宗事，勗帅以敬先妣之嗣，若则有常。"《礼记·曾子问》曰："三月而庙见，称来妇也，择日而祭于祢，成妇之义也。"又说："曾子问曰，'女未庙见而死，则如之何？'孔子曰，'不迁于祖，不祔于皇姑，壻不杖，不菲，不次，归葬于女氏之党，示未成妇也。'"这些都是婚姻对祖宗负责的理论与事实。后世婚礼，乾宅于迎亲前，坤宅于女上桥前，都要祭祖一次，那大约相当于陈铖子所说的"先配而后祖"的祖。婚礼告成的当日或次日乾宅又祭祖一次，那就等于庙见。

三种神道主义的婚姻观，一二两种和事先的命定有关，第三种则与事后的裁可有关。一二两种，事实上并不很重要。"天作之合"的天，和"靠天吃饭"的天是一个天，都是"天高皇帝远"的天，其实并没有很大的拘束的力量，不过有此说法，有此一部分的神道设教之后，可以教在婚姻生活上不得适应的人可以聊以自慰。在无可如何之中力图适应，而不妄作他求罢了。约而言之，此其所谓神道命定和基督教的神道命定，性质上既很有不同，力量上更大有分别。西洋的神道主义是十分认真的，中国的神道主义却多少带几分游戏的性质，几分点缀的性质，这是不能不辨的。一般如此，关于婚姻的一部分也如此，至于两种性质的是非利弊如何，那就在本书范围以外，可以不论。

不过祖宗的裁可，虽也未尝不是设教的一部分，其意义却深长得多了。说详译者所著《优生学的应用》一文，《申报月刊》第一卷第一期，兹不赘。

第二与第三种神道裁定的说法之间，也还有一种神话，可以在民间传说里发见。清王士祯《池北偶谈》（卷二十三）有"鸳鸯镜"一则说："楚人王兰士者，尝游江西，一日避风雨，投宿古祠，遂假寐。门忽洞开，见翁媪二人，入祠，据上坐，仆从十许人，旁列。复有二翁妪，扶服入，跪其前；坐者怒数其罪，顾从者鞭之数百，跪者哀号乞怜，且曰，'业生此不孝子，不敢辞罪，祈见释，当碎其鸳鸯镜，事犹可及也。'坐者沉吟，释之。王嗽，发声，遂无所睹，晨起，雨霁将行，复有少年，持一镜，入拜祠下。王怪而问之。曰，'此鸳鸯镜，汉物也。'视之，背作鸳鸯二头。益异之。谓少年曰，'肯见售乎？'少年不可。展转间，镜急坠地而碎。少年方惊惋，王告之曰，'汝必有失德，坏人闺门事，不实相告，且有险谴。'少年惧，吐实。乃与里中谢氏女约私奔，期会祠中，镜即女所遗也。因语以夜来所见。少年大悔恨，再拜而去。王视其额，乃'谢氏宗祠'也。"——译者注在当时，满意不满意的问题可以说是不存在的，一个人把这种神圣的义务完成以后，就算是已经取得了幸福。至于那些得不到幸福的，是一些例外的人和一些邪孽的人，可以不论。这种对婚姻的看法，不但得到宗教的裁可，也受到艺术的承认；冠冕一些的爱情小说，结果总是一个夫妇团圆、百年好合，而主持婚姻的教会也认为这是唯一可能的结果，旁的结果是不可想象的。不过这种看法现在是早就过去了，事势所趋，也是不能不过去的，所谓事势，一则指以前所承认的并不是真正的事实，而是想象所蒙蔽的事实；再则近代的社会与生活状态确乎是比从前要复杂得多了。到了今日，不但这种看法已经站不住，并且许多人的见解已经走另一个极端，就是，婚姻不仅不能供给百年好合的甜蜜生活，并且连相当的满意和幸福都拿不大出来。

弗洛伊德在1908年就说过："大多数的婚姻的结局是精神上的失望和生理上的剥夺。"又说："要消受得起婚姻的折磨，一个女子必须特别健康才行。"这一类的话，出诸声望没有弗氏那般大的作家之口的正不知更有多少，我们只要愿意，可以连篇累牍地征引。

不过，这一类的话所传达的终究是一些个人的印象，在科学的题目上，个人的印象是最容易错误而不足为凭的；个人的印象始终是个人的印象，不会有统计的根据的。并且，这种个人的印象，和别的有经验的观察家所得的个人的印象不一定相符。我们所知道的婚姻弊病，无论就丈夫、妻子或子女等三方面的哪一方面而言，虽大部分不难于事前加以预防，确乎是很多而很实在的。美国洛杉矶的家庭关系研究所（Institute of Family

Relations）的波普诺（Paul Popenoe）发见凡夫妻间发生困难，在1930年间连续到所里咨询的500个例子里，只有1个是没有性的成分的，即在其余的499个例子里，性生活的不调和都成为一个增加问题的复杂性的因素。但是，埃克斯纳又从另一方面说，我们对于婚姻的未来也无须乎过于悲观，假如社会能比以前再谨慎一些，对于青年的理想，不多加干涉，对青年涉世的最初若干步骤，不故意老成地强加指导而把它们引入歧途，这种悲观的对待婚姻的态度也就更可以缓和一些。埃氏又说得很正确，婚姻普遍的不满意，好比塞翁失马，不一定是一个十足的祸患。它表示从事婚姻的人大都有一种很高的理想，并且都切心于实现这种理想，唯其这种理想不容易实现，才发生不满与失望的反应；这是一个好现象，事实上婚姻是一个造诣的历程，一个需不断努力攀登的历程。[1]这一层见地确乎是我们所时常忘怀的。在我们西洋文明里，也许在任何文明里，真正的婚姻关系，即十足配得上叫婚姻的婚姻关系决不是一蹴而就的，这原是在我们意料之中，不足为奇的。加入婚姻的人，对自己，对对方，既十有八九没有充分的认识，甚至全不认识，只是盲人骑瞎马似的做去，一下子又怎么会到达真正圆满的婚姻关系呢？即就严格的个人一端而言，婚姻已经至少有三个方面（照霍尼女士的说法），一是身体的关系，二是精神的关系，三是一种建筑在共同生活上的人事关系。关系之多而复杂如此，而准备功夫的欠缺又如彼，未来困难的丛生与必须历时甚久才有克服的希望，才可以到达一个真正圆满的

[1] 见埃氏所著书《婚姻的性的方面》。

境地，可以说是一件势所必至理有固然的事了。设或始终达不到这种境界，即婚姻关系里多少总有一些罅漏，我们若再加仔细的观察，在大多数例子里，大抵可以发见种种补苴罅漏的办法；不圆满的婚姻关系既所在而有，这种补偿的办法也就不一而足。美国文哲家爱默生（Emerson）的补偿的学说原适用于生活的许多方面，但最最适用的方面无疑是婚姻生活。

要相当程度看清楚婚姻的事实，一番范围很广的按部就班的调查是万不可少的。但即使有了此种调查，所可能得到的，也不过是很大略的一个结果。许多人不愿承认他们的婚姻是一个失败，对自己不肯承认，对别人自更讳莫如深了。又有一些人的态度恰好和此相反，婚姻生活总有一大堆不可避免的小烦恼及小冲突，当其在烦恼和冲突之中时，他们很容易把婚姻的大纲大经或婚姻的中心事实完全忘却，而很匆遽地承认他们的婚姻是失败了；等到烦恼和冲突的情景过去之后，他们有机会比较超然地观察到生活的大处，于是婚姻大体的情形又复呈露在他们的眼前，这时，他们又会承认，他们的婚姻生活是一大成功。这其间还有一个发生困难的基本原因，就是：很少人了解，他们所希望的婚姻生活的满足究属什么性质，安知他们怀抱着的不是一种婚姻根本就无法供给的奢望？他们不了解婚姻终究是人生的一个缩影，一个太容易和太舒服的婚姻生活就不成其为一个缩影，换言之，就是不可能的；而对于人生真有阅历和真已备尝甘苦的人，这种太容易和太舒服的婚姻生活事实上也不能给予什么餍足。

因此，我们对于满意不满意的问题，虽得不到一个绝对准确的答案，我们至少必须把这种答案的尝试放在一个统计的基础上。戴维斯女医师，在“性关系无疑是全部婚姻关系的主要部分”的假设下（按：这假定必须附有条件，才能成立），发见1000个大体上认为正常的已婚女子中间，872个毫不犹豫地承认她们的婚姻生活是美满的；116个是不很美满的或完全不美满的，而其主要原因是性的不相投合；只有12个女子在这方面没有答复。[1]

狄更生的资料和戴氏的不很一样，他的研究对象是到他的妇科医室里来请诊的女子，她们的正常程度大概赶不上戴氏的那一批研究对象。狄氏发见自认为满意的百分数似乎不及戴氏所发见的那般大；他的结论是，在所研究的1000女子里，每5个之中有3个，即五分之三是“适应[2]得当”的，即，对于婚姻生活至少是“无憾”的；其余五分之二便是“有憾”的而“不善适应”的了。“适应得当”和“不善适应”的两组女子，在成分与性质上是没有显著区别的；她们的社会身分和经济地位很相像；两方面各有三分之二的分子，在以前都有过不少的自动恋的习惯；“适应得当”的一组，在生育力方面要略微强些；不过两组之间最主要的一个一般的区别似乎是在人生观方面，“适应得当”的一组的人生观要比较客观，比较不以自我为中心，比较不受内心冲突的折磨。不过狄氏也发见那组“不善适应”的100个妻子在“社交生活上是正常的”，她们的

[1] 见戴氏所著书《二千二百个妇女的性生活的因素》。

[2] 英文adjustment或 adaptation一词，以前译作“适应”或“顺应”，大抵是由日本的译文中沿袭而来。译者按：《中庸》有“致中庸，天地位焉，万物育焉”的话，注释家说位是“安其所”，育是“遂其生”，然则安所遂生，就是位育。进化论者所说adjustment或adaptation的精意其实也不过如此。本书曾改用“位育”做译名，后经整理，已改作“适应”。

教育和经济水平也在一般人之上，而其中少数代表的分子也是很温雅的，穿着的也很齐楚，有的也很美，很有头脑；其中有13个是很清楚有不健全的性格的；100个中，精神不健全到近乎“深刻的整个人格的扰乱”的，有19个。无论如何，在社会地位、教育造诣或健康程度上，这一组和“适应得当”的一组并没有很大的区别，而就一般的外表看，双方的人格和环境可以说是一样的。婚前的自动恋或手淫一类的习惯也是差不多同样的普遍；而在成婚以后“不善适应”的开始也不一定全都由于性的不相投合，往往其他方面的不相投合是一个起点。两组之间最大的区别是“内心冲突”的有无多寡。看了狄氏的这一番研究，我们可以了然于这个婚姻“适应”的问题是往往很复杂的了。[1]

汉密尔顿医师所研究的人数比较少，但两性都有，并且大体上都可以假定为很正常的，其中100个是已婚男子，100个是已婚女子。汉氏对于婚姻生活满意不满意的问题探讨得最为细到，他根据每人所得的积点或分数，把满意或幸福的程度分做14级。他发见男子满意的程度很清楚的要在女子之上，在最高度的满意的各级（第7级到14级）里，男子有51人，而女子只有45人，剩下的49个男子和55个女子就都在低度的满意的各级里了。汉氏认为这种统计的结果是和个人接触时他所得的很确切的印象相符合的，这种印象也以为“就一般情形而言，女子对于婚姻的失望，比起男子来更要见得严重”。[2]

---

[1] 见狄氏与比姆女士合著的《一千个婚姻的研究》。

[2] 见汉氏所著《婚姻的一个研究》。

我不能说这样一个结论是值得诧异的，我个人所观察到的结果似乎也是如此。女子在婚姻生活里更不容易得到满意，一部分也许是不可避免的，也许是两性在婚姻关系里所必有的一些结果。一样是婚姻，但对女子，它的意义比对男子要深长得多，因为既要当心丈夫，又要生育子女，又要管理家务，一身兼数役，她必然要把更大的一部分精力交付出来。因此，如果在她那方面有失望的感觉，那失望一定是更严重的。至于男子，他的生活普通既然是大部分在家庭以外，他对家庭生活和家人的关系，所处的是一个比较超然的地位。在他的活动范围里，家庭只占比较小的一角；而在这一小角里，事实上他用不着活动，他只需休息。反过来，一个女子一定时常要感到婚姻就是她的生命的全部，因此她时刻要顾虑到种种比较严重的问题。这就叫我们回想到上文狄更生的一点很有意义的观察，就是“适应得当”与“不善适应”的两组妻子之间，主要的区别是前者比较客观，比较不受内心冲突的骚扰。换言之，这种比较客观与不受内心冲突的骚扰的妻了，在生活态度上，和普通的丈夫，就更多几分相像了。

不过我们时常遇见的一些妻子对于婚姻的失望，虽则多少是表面的或离开表面不远，实在是很有根底的一个现象。这种失望当然是和近代妇女生活的变迁有联带关系的。近代的妇女对于生命已有一种更大的展望，因此，也就感到一番更大的要求；男性的优势，她们自己的比较委屈的地位，在她们的母亲一辈是认为很自然而不可避免的，在她们看来却是很不满意的。对于女子，这世界是变了，特别是在她的宗教生活和社会生活方面；对于男子，这种变动虽也未尝没有，但远不如对女子的那般深刻；在女子不能不感到这种变动的深刻，部分也是因为这种变动的一大部分是经过舆论的特别承认与法律的特别规定的。男子一般的传统生活也没有改变很多。因此，一个女子加入婚姻生活以后，很容易感到一种刺谬的情形，一种事实与理论的刺谬，一种生活与主张的刺谬，而这种刺谬又很容易引起一番内心的冲突。有许多女子——其中有旧派的富有浪漫主义理想的女子，从小到大很少和男子发生接触；其中也有比较新式的女子——到了蜜月时期才第一次了解男子是怎样的一种人和婚姻是怎样的一回事，而从那天起就深深感到不满与失望，甚至到老也不会完全忘记或摆脱。对于旧派的女子，这固然是由于旧式教育的错误，而对于新式的女子，这种不满心理就得追溯到方才所说的那种刺谬的情形了。

不过婚姻生活的所以令人不满，还有一个更基本的理由，这我在上文已经偶然提到过。近代婚姻制度虽曾经发生不少的变迁，不过这种变迁大部是限于表面的，对于婚姻关系的基本事实，往往忽略过去。这种变迁把注意点集中于种种浮面的条件或格式上，叫大家以为只要条件合宜，格式允当，婚姻的幸福就有了保障似的。最不幸的是，这种变迁把婚姻关系最紧要的一层搁过了一边，就是婚姻关系绝非寻常的人事关系可比，其深刻处，可以穿透两个人的人格，教他们发生最密切的精神上的接触以至于混化，除了极度肤浅与无聊的人，这种深入腠理的精神关系，虽属不容易培植，却是谁都可以有的，如今所注意的既然只是外表的条件与格式，风气所趋，不但是从事婚姻的人忘了这种培植功夫的不易，并且教他们不再感到这种功夫的必要。就这一点说，近代的婚姻是退步了，因为在旧式的婚姻里，这一点能比较充分做到。[1]旧时的一种观念认为婚姻必有其不可避免的痛苦，现在这观念是不时髦了。不过痛苦依然存在，所不同的是方式已经换过罢了，而这种痛苦是从婚姻关系的内在性质所发出的。要解除这种痛苦，离婚的方法也许完全没有效力，我们即使承认离婚应当有最大的自由，也并不一定能解除这种痛苦。离婚而再婚的人，在再婚以后并不享受更大的幸福，这种人是我们时常遇见的。可见这其间错误的不是婚姻，而是他们自己。德国凯塞林伯爵（Count Keyserling）在他那篇很皮里阳秋而又鞭辟入里的关于婚姻问题的分析里，[2]把婚姻描写成“一种两极间的张力”；婚姻是一元的，但这一元是由两个焦点组织而成的，焦点之所以能彼此维系，是由于其间有一种紧张的引力——他在别处说，这张力也许是个很悲惨的张力——但若这焦点的关系必须维持于不败，这张力是不能取消的。这种焦点间的关系事实上也是

[1] 在中国也有类似的情形。新式的婚姻主张恋爱须绝对自由，绝对的“没有条件”，必须完全自己裁可，别人不能赞一词。这些，都可以说是外表的条件或格式。实际上这种婚姻的好合的程度并不见得比旧式婚姻的程度要高出多少。旧式婚姻于结合之先，主张门第相当，才貌相配，需有老成的人为之主持，结合之后，又主张亲而不狎，相敬如宾；如此，婚前既有相当的客观的条件做保障，婚后又有一些培植的功夫来维持，旧时夫妇关系的所以能历久相安，这些显然是原因的一部分了。那些醉心于新式婚姻的人，动辄以为旧式婚姻的所以能相安无事，是受了一种定命哲学的麻醉，特别是在女子方面，那是知其一而不知其二的。

[2] 见凯氏所著《婚姻问题的一个正确的陈述》一文。凯氏于二十年前（1925）曾约请当代许多有名的作家就婚姻问题的各方面加以论述，由凯氏编成一本论集，题目叫《婚姻之书》，全书凡三篇二十余章，凯氏此文就是开宗明义的那一章。

一般生命的一个象征，自有其在生活上可以增加愉快的价值，在婚姻里如此，在一般的生命里也未尝不如此。我们说婚姻自有其痛苦的成分，或焦点之间的张力自有其悲剧的性质，我们并不采取禁欲主义的立场，认为痛苦与悲剧本身有很大的意义而值得加以申说。我们说这话的用意，有一位诗人而兼先知的作家纪伯伦（Kahlil Gibran）已经再三地说过，就是：快乐与悲苦是分不开的，“那盛你的酒的杯子当初不就是在陶人的窑里烧炼过的么？”没有烧炼的痛苦，又何来饮酒的快乐？远在纪伯伦以前，智慧的蒙田，在他的《关于维吉尔的几句诗》那篇论文里，早就向我们提醒过，管我们哭的几块肌肉也就是管我们笑的那几根；[1]蒙田这一类值得记诵的

[1] 道的说法是有哲学的根据的。中国人的人生哲学大体上是接受这种说法的，所以有“祸兮福所倚，福兮祸所伏”一类的话。褚先生在《史记·日者列传》后有几句话很足以代表这种哲学：“祸与福同，刑与德双”“黄金有疵，白玉有瑕；事有所疾，亦有所徐；物有所拘，亦有所据；罔有所数，亦有所疎；人有所贵，亦有所不如——何可而适乎？物安可全乎？……物不全乃生也。”《列子》寓言里的富人所做的噩梦也代表这种哲学。希腊的人生哲学里也有这很基本的一部分，详见英国人文主义的批评家莫尔（P. P. More）所作《神圣的嫉妒》（*Nemesis, or The Divine Envy*）一文，现入《谢尔本文集》第七辑（*Shelburne Essays*, Seventh Series）。佛家一方面也承认这种说法，但一方面更进一步，想把痛苦和快乐两俱摈斥在心理生活以外。印度相传有一个故事：有一婆罗门家，于室内忽见一美貌庄严之女，服饰均非凡品。主人异之曰，“汝何人斯？胡为来至吾家？”女曰，“吾乃功德天也，凡吾所至，百事畅遂，福寿无疆。”于是主人欢喜异常，敬心供奉。及至出门，于门外复见一女，囚首垢面，衣服褴褛。主人诃之，“汝勿得立于此地。”女曰，“吾乃黑暗女也，吾姊在汝室内，汝何能不许吾立于此？”主人曰，“汝立此何意？”女曰，“吾之所至，其家必衰，一切祸患，排闼而来。”主人大恚，欲强驱去。女曰，“吾与吾姊，形影不离，吾姊在内，吾必在外。俟善缘终了，吾姊出时，吾即入矣。”主人思之，福利固可乐，祸患又可惧，既压黑暗女，亦遣功德天。故曰，“有智主人，二俱不受。”

话不一而足，这不过是一例罢了。[1]

第四节 一夫一妻的标准[2]

到近代为止，单婚或一夫一妻的婚姻是西洋文明所认为唯一合情合理合法的婚姻方式。[3]西洋文明不但这样的承认，并且，就

---

[1] 霭氏在上文论婚姻的可取性的一节里提到“睽违是十全十美的母”的道理，如今讨论到婚姻生活的满意问题时，反而把这一层道理忘了，至少没有想到只字，连暗示都没有，这是译者认为很可以诧异一点。其实恶婚姻的促成虽往往因为一层道理，而好婚姻的维持久远也未始不由于这一层道理，唯其距离可以增加思慕，增加美好的想象，所以婚姻的维持，就得靠一种培植适当的距离的功夫。“相敬如宾”就是此种功夫的一个原则。“上床夫妻，下地君子”就是这原则的注解。相传金圣叹曾经把妻子送回娘家，过了许时，又鼓乐喧阗的用花轿把她抬回来，这虽未免过于徜徉玩世，但就“睽违”或“距离”的道理说，他是对的。不参考到这一层道理，而讨论婚姻生活的满意与否的问题，译者以为是不容易搔到痒处的。

[2] 霭氏《研究录》第六辑里的《婚姻》一文，和第七辑里的《婚姻的历史》一文，关于本节的题目尚有更细密的讨论。译者所著《中国之家庭问题》中的“婚姻的专一”一节，208—225页，也可供参看。又卡尔弗登（V. F. Calverton）的所著《婚姻的破产》一书亦值得一读。

[3] 中国以前的婚制大体上也有同样的一个承认。一夫一妻在中国也有天经地义的地位。不过因为同时承认妾的制度，此种天经地义的禁锢的力量并没有西洋的那般大。《说文》：“妻者，妇与夫齐者也。”又妻字，古文从女从贵，妻字从贵得声，贵字大约也有意义的成分。《礼·哀公问》：“妻也者，亲之主也。”董仲舒《春秋繁露》：“妻者，夫之合也。”《仪礼·孝服传》：“夫妻，牉合也。”《礼·内则》：“妻不在，妾御莫敢当夕。”《春秋·公羊传》僖公三年阳谷之会及《穀梁传》哀公九年葵丘之盟，齐桓公特别提出“毋以妾为妻”的条约来。《左氏传》哀公二十四年讥哀公以妾（公子荆之母）为夫人之非礼，且谓哀公因此而失鲁国的人心。这些都是征中国的婚姻是始终以一夫一妻为骨干的。一夫一妻是常经，妾制是权变。

一般的见解而言，以为是一种天造地设的格局，毋庸讨论的；假定有一二例外的人敢冒天下之大不韪加以讨论甚或提出疑问，那人大概在事实上是个有怪僻的人或有心疾的人，至少也要被别人看做有怪癖或心疾的，以至于比有怪僻或心疾更要不堪，他的意见当然是不值一笑了。到了今日，婚姻的方式问题是再也不能这样一厢情愿地承认下来而搁过不谈了；婚姻的方式是可以有变化的，决不是宗教、道德、法律，甚至社会的惯例所能叫它一成不变的。那些议论到它的人也不再全都是无足轻重的了。所以，距今而研究性心理学的人，在讨论到两性的关系时，对于一夫一妻的标准，总得准备拿出一些见地来。

开始把一夫一妻的婚制当做一个社会问题来讨论的前驱者不止一人，其中最早的一个我们要数英国人兴登（James Hinton）。兴氏的评论大约在五六十年以前就有了的，但比较明白地用文字印行出来不过是一二十年以前的事。他所以迟迟不公布的理由是因为他觉得对于这西洋单婚制的研究还嫌不够，不欲轻于问世，但等到公布的时候，他已经是古人了。兴氏的为人是很多人都知道的，他是一个相当常态的人，没有心疾，因此我们不能把他搁过一边，认为是无足轻重的。他是伦敦一位著名的外科医学家，也是一个哲学思想家，对当时科学界的活动有紧密的接触，对当时一般的社会问题也有很博厚的兴趣。他也是和现实生活有密切关系的人，而不只是一个高谈理论或潜心于小题目钻研的专家。他的遗稿尚未成形且无系统，但其中对单婚制以及建筑在单婚制上的一般社会制度的那一部分评论大致是有线索可寻，而可整理出来的。他认为在人类婚姻史里，真正的单婚制是从来不曾有过的，又以为在他所认识的西洋社会里，真正笃守一夫一妻标准的男子在数目上等于凤毛鳞角，实际上还没有东方的多妻社会里那么多。[1]一夫一妻的婚制，就已成的格局而言，他以为根本上是一个自私而反社会的制度，娼妓制度的由来与成立要归它负责。一夫一妻制是个理想，我们赶得太快了，我们想一蹴而就，并且以为是真赶上了，殊不知过于匆忙地把一个理想演为事实，演为一个天下通行的法定格式，无论那理想多么可爱，但终究是个大错。结果是，表面上与名义上单婚制好像是防杜了不少淫逸的行为，实际上所唤起的淫逸行为比多婚制所能唤起的还要多。[2]所以据兴氏看来，西洋的婚制是已经腐烂的，目前正在因腐烂而解体。他相信我们需要的是一个比较流动的性关系的制度，不是死板的和一成不变的，而是容许相当的改动的，例如，只要多方面都有益处，容许一个男子和两个女子结合之类；在不妨碍人类共同生活的大原则下，这种更动是随时应当有的。[3]

---

[1]　这一层很值得加以研究发挥。在容许妾制的中国社会是否如此，更值得我们加以探索。以前真正纳妾的中国人，其实只不过是人口中很小的一部分，绝大多数的士庶大抵都是单婚的，而这些单婚的人也许有很大的一部分能恪守“恒其德贞”的原则。我们若能就这方面着手加以调查，也许兴氏的话是可以证实的。

[2]　这教我们联想到《礼·经解》上的几句话：“婚姻之礼废，则夫妇之道苦，而淫辟之罪多矣。”不过这里所谓婚姻之礼是兼两个条件而言的，一是附加的妾制，二是相当的早婚。否则，像兴氏所评论的西洋的婚姻之礼，不更足以增加夫妇之道的痛苦和淫辟之罪的频数么？

[3]　译者按：兴氏是霭氏和霭夫人的一位多年的老友。兴氏下世后，他的作品好像就是霭夫人为他整理的，兴氏的小传（James Hinton：*A Sketch*）也是她的手笔。详见1940年出版的霭氏自传《我的生平》（*My Life*）。

自兴氏以来，这一类议论我们也时常可以遇见，发议论的人的立场也许和兴氏的不一样，议论的扫荡力也许难得赶上或根本没人能赶上兴氏的那一支笔，但大都是在一条路上，是没有问题的。同时，我们也得注意，我们的婚制在实际上也发生了不少的变迁。如果我们把目前婚制的状态和兴氏那时的比较一下，我们可以看到不少的变动，并且这些变动往往和他所希望的方向相符合。离婚是比较容易了；妇女在法律和社会方面已经取得更大的独立的资格；社会对于私生子的看法，也似乎没有以前那般严厉了；生育节制的方法已经传播得更广，而两性之间应有更大的接触的自由也已经受到一切文明国家的承认。

同时，从不止一方面看，一夫一妻制在今日的地位却和以前一样的稳固，甚至于可以说更见稳固。这是不足为怪的，一种能维持长久的东西是应当有弹性的，婚姻制度有了弹性之后，以前在没有弹性状态下所发生的种种流弊就有很大的一部分可以不再发生。

还有一点必须弄清楚的，就是“单婚”一词我们时常用错，因此又引起一番见解上的混乱。例如，我们常听见人说，两性之中，有一性是比较有“单婚”倾向的。所谓有一性，特别是指女性，而男性则更有“多婚”的倾向。严格地说，这种措词是没有意义的。为什么没有意义是一目便可以了然的。初步的事实告诉我们，人口中两性的比例，在初生的时候，便是差不多相等的（最初，男性略微多些），既然相等，要叫文明社会里的男子人各二妻事实上是行不通的，即在承认多妻的社会里，真正多妻的也不过是少数富有的男子罢了。即使男女的数量不平均，而女多于男，我们也不能说我们文明社会里的男子（少数例外搁过不提）大都有两个妻子的要求，无论这两个妻子是合住成一户，或分居作两户，总有各式各样的不方便与弊病叫大多数的男子不敢尝试；至于女子，要同时维持两个家庭，各有不同的父亲，是更行不通了；她必然是要走“单婚”的路的。[1]

实际上，这单婚或多婚的名词是用错了的。一般人讨论到男子是不是比女子更有“多婚”的倾向时，他们的意见是，是不是男子比女子更有“多恋”的倾向。[2]那就是说，所问的并不是他们是否喜欢多结婚，而是他们是否愿意有更多的性的自由。我们若说，某一个男子是喜欢单婚的，我们并没有答复他究竟是指单恋抑或多恋的问题。即使我们确定他是多恋的，那我们也并不能断定他是喜欢多婚的，甚至是乱婚的，所谓乱婚，指的是不分皂白、毫无选择的性的结合，那是任何人所不

---

[1]　霭氏原注：人类学家皮特·里弗斯（Pitt Rivers）在他很有参考价值的那本《文化的抵触》（*The Clash of Culture*）的附录里说，人类像许多其他的动物一样，是一个多妻动物的（虽则基督教治下的所谓一夫一妻制是一个多妻制与多夫制的凌乱的混合物），又说：“成年的女子多于成年的男子，这种女性的剩余现象是所以维持人类活力和增进人类元气的一个必然的条件。”皮氏的话虽如此，我们总须记得正常的性比例是所差有限的，即使多妻的倾向是有利的话，这种比例终究是不可避免的一个限制，使这种倾向无从发展。译者按：霭氏这一段注原在上注的地位，今酌移于此。

[2]　霭氏这一点辨别很好。单婚，英文monogamy；多婚，叫polygamy；单恋，霭氏叫做mono-erotic；多恋，叫做poly-erotic。

会有的，[1]除非在特殊的疯狂状态下。[2]因为这种名词的乱用，很大一部分讨论就成为混淆不清，因而毫无意义。

据我们的观察，大多数的人，无论男女，是单婚而兼多恋的。那就是说，他们只愿意有一次永久的婚姻，而同时希望这种婚姻关系并不妨碍他或她对其他一个或多个异性的人发生性的吸引，固然我们也可以感到这种引力和在婚姻以内所经验到的引力在性质上是不一样的，同时他们也会知道，把这种引力多少加以控制，使不至于推车撞壁，也是很可能的事。

霭氏这一部分的见解是很对的，也是最合情理的。他这一段议论教我们很自然的联想到《诗·国风》序言里的几句话："故变风发乎情，止乎礼义；发乎情，民之性也；止乎礼义，先王之泽也。"多恋的倾向，是"发乎情"，是"民之性"；单恋的原则和归宿是"止乎礼义"，是"先王之泽"，先王之泽就是传统的文教的影响。教男女于婚姻之外，对其他异性的人丝毫不发生与不表示爱慕的心思，是不可能的；但教他们在表示爱慕的时候，应当有相当的分寸，相当的限度，最好不要到达一个推车撞壁的境界，甚至于不到一个悬崖勒马的地步，是可能的。中国的性道德的观念，以至于一般的道德观念，至少在佛家上场以前，是不作诛心之论的。容许"发乎

[1] 乱婚的无证可凭，详见英国社会学家韦斯特马克（Westermarck）的《人类婚姻史》，此书有详简两种，其简短的一种，上海神州国光社早已有译本出版。

[2] 在疯狂状态之下，男女都可以有乱交的倾向，医学名词分别叫做男子的嬲狂（Satyriasis）与女子的慕男狂（nymphomania）。女子的慕男狂中国旧称"花邪"，亦称"花旋风"。清独逸窝居士《笑笑录》说："冯仲新言曾寓一客店，主妇年将六旬，忽发狂，裸体欲出市觅男，有少年店伙三人拥之入室，窃窥之，则次第据而迭淫焉。良久淫毕，妇衣服而出，安靖如故。诧甚。后有人语之云，此妪患花旋风，每发，必多人与合乃愈。三少年尽蓄以待之者，如无健男迭御，则入市乱嬲。此症此医，皆奇闻也。"唐柳宗元《河间妇传》中的河间妇所患的也是花旋风无疑。或说柳氏这篇文章是一种寓言，意存讽劝，但亦不能一无所本。

情”，承认“民之性”的道德观念和建筑在动机或“诛心之论”之上的道德观念迥乎不同。耶稣基督说：“你们听见有话说‘不可奸淫’，只是我告诉你们，凡看见妇女就动淫念的，这人心里已经与她犯奸淫了……”（《马太福音》第五章第二十七、二十八节）这就是诛心的性道德观念了，这是否定了“民之性”和禁止了“发乎情”的。霭氏这一部分的见解无疑在中国读者中可以找到不少同情与谅解的反应，而在基督教统治已久的西洋社会里怕反而不容易得到一般人的公认。——译者注

这种单婚与多恋的倾向，似乎是两性所共有的一个现象，即其间并无性的区别。女子似乎完全和男子一样，也可以同时对不止一个异性的对象发生性爱的情感，不过因为性的意义对女子比对男子要深刻得多，她在作性的选择时，也许更出乎天性似的要苛求得多，因此，自然而然表面上就见得多几分限制，同时，因为社会和其他方面的顾虑，她在表现这种情感或接受男子的情感时，也比男子要更加小心，更加不露声色。

上文说大多数的男女都有单婚而多恋的倾向，当然其他的型式还有，而个别的变异更是不计其数。这许多种的性的型式之中，我们决不能说某一种是绝对最富有道德的意义或社会的价值，而其余的型式都赶不上它。苏联的勃朗斯基（Blonsky）讨论到女子可以分做主要的两类（勃氏研究的对象大部分是学校教师），他分别叫作单男型（monandric）和多男型（polyandric），前者只和一个男子发生严格的性关系，而后者则倾向于和许多男子发生性关系，或在同时期内发生，或更迭地在不同时期内发生；这两个主要的型式之间，当然还有不少居间的类群。勃氏发现单男型的女子，无论从个人的立场或社会的立场看，都要比多男型的女子高出一等；多男型的女子是比较自私的、独断的、逞能的，而神经也比较特别容易受刺激。至于单男

型的女子则比较更富有责任心，神经比较稳称，有更大的组织能力，在社会与人事关系上，也比较易于成功；在数量上，单男型的女子要比多男型的多出一倍。勃氏这种结论大体上无疑是很正确的，在俄国固然适用，在其他国家也未尝不适用；不过我们必须小心，不要太快地作什么过于肯定的概括的论调，我们知道也有不少多男型的女子在品格上也是很好的，比勃氏所说的和所肯承认的要好得多。勃氏的这番结论也可以完全适用于男子。

关于单恋或多恋的问题，我们的责任是就这问题的性质与原委加以说明，至于一个人应否多恋，要我们加以指导，那就在我们的任务之外了。这是一个社会道德的问题，而凡属可以牵动到社会道德的举措行为，是必须由个人负责的。不过在研究心理学的人，遇到旁人有这一类的行为举措时，应当用一种同情与了解的态度来观察，他应知他所处的目前的社会环境是复杂的，大家在这种环境里的反应也必然是不单纯的；如此，庶几不至于叫社会道德的问题更见得严重。在这方面，我们无疑正目睹着一番变迁的进行，不过这种变迁并没有走上什么了不起的极端，至少距目前关心世道人心的人所口讲指画而深恶痛绝的极端还很远。[1]

---

[1] 霭氏在这一段里所暗示的问题是很对的，不是医师所能越俎代谋的一个问题，而是一个个人修养的问题。所谓个人的责任实在包括两部分，一是事先的修养，一是事后的不躲避因多恋而引起的种种责任。显然的，为维持社会的道德起见，事先的修养要比事后的负责重要得多。“发乎情止乎礼义”的功夫是可以修养出来的，在一般的欲望上应当修养，在性欲的活动上更有修养的必要，因为这种活动特别容易影响到第二者以至于第三者的治安、利益以至于人格。这种修养的功夫无他，就是一种裁节的功夫，说详译者所著《论人格教育》一文，《今日评论》第四卷第六期，今辑入《自由之路》一书。

目前有一部分人所引为可以痛心疾首的“多婚”的倾向，大部分属于被人称之为“连续的多婚”，不过这名称是不正确的。这一类的多婚倾向是由于离婚的增加；一个人连续结婚不止一次，旧婚方才解除，新婚便尔开始，一而再，再而三，近时的所谓多婚大都属于这一类。不过这也未始不是寻常的单婚的一个扩大，不过每一次单婚的时间比较短促罢了。无论用哪一种看法，这种现象总是对多恋倾向的要求的一个承认。每一个男子或女子，就基本与中心的情爱而言，无论他或她如何倾向于单婚，对其夫妇而外的其他异性的人，多少总可以发生一些有性爱色彩的情感；这一点事实，我们以前是不大承认的，到了今日，我们对它的态度却已经坦白得多了。因此，从今以后，婚姻以内以及以外的性的关系必然要更见复杂，而此种关系的调整适应必然要更见困难，必须人人有比较开放的胸襟、宽阔的度量，能彼此谅解，彼此体贴，必须人人有持平的恕道，能把原始的嫉妒心理的遗蜕充分地加以克制，这种调整适应的功夫才有希望。本来，假若没有这些品性上的进步，不要说婚姻内外的男女关系的适应要发生问题，就是一般健全的文明生活怕也不能长久地维持一个和谐的状态。[1]

不过婚姻制度，就其纲目的大处而言是始终存在的，今日存在，千万年之后，怕还一样地存在，并且还是千万年前之旧。不

---

[1] 霭氏这一段议论和译者在上注里所申论的是殊途而同归的。说殊途，因为霭氏侧重团体的同情、谅解、宽容、平恕，而译者侧重于个人的自我制裁。说同归，因为所求的均是两性关系的最合乎情理的适应。这侧重点的不同也似乎根本代表着中西文化的一大分别。

过如果我们能在这制度上多加一些弹性，对于这制度的原委多几分精密的了解，对这制度的因时因地而不同的需要多表示几分同情，结果一定是，不但摧毁不了它，并且可以叫它在人类的历史里，更取得一个巩固的地位。

婚姻不止是一个性爱的结合。这是我们时常忘怀的一点。在一个真正“理想的”婚姻里，我们所能发见的，不止是一个性爱的和谐，而是一个多方面的而且与年俱进的感情调协，一个趣味与兴会的结合，一个共同生活的协力发展，一个生育子女的可能的合作场合，[1]并且往往也是一个经济生活的单位集团。[2]婚姻生活在其他方面越来越见融洽之后，性爱的成分反而见得越来越不显著。性爱的成分甚至于会退居背后以至于完全消散，而建筑在相互信赖与相互效忠的基础之上的婚姻还是一

[1] 霭氏在这里用到“可能”二字，是有理由的。霭氏对于子女的产生是用严格的优生学的眼光来看的。他自己虽结婚，却从未生育子女，据他在《我的生平》里说，他和霭夫人在未婚以前，对于这一点曾经加以熟虑，当时便认为双方的性格未必能产生很健全的子女，所以便决定不生。不过我认为霭氏陈义过高了。霭氏自己是很健全的，除了不大喜欢交际生活一端而外，他是很正常的，而交际生活的厌避一层根本上也没有什么特别的不健全；霭夫人在精神生活上是不大健全的，尤其是到了中年以后，但还没有到一个病态的程度。这样一对配偶而不留子女，译者以为世上将无真正配做父母的人。凡读《我的生平》的人怕不免有同样的感想。

[2] 这一句话也教译者联想到霭氏自己的经验。霭氏一向主张夫妇在经济上应彼此独立，但在《我的生平》里，他承认他自己的经验是失败了，他与霭夫人名为经济独立，实则霭夫人有许多笔的糊涂账和身后的债务是由霭氏清偿的。所以到了晚年，霭氏对于这种主张的兴趣似乎减少了许多，“往往也是一个经济的单位集团”的“往往”两个字大可以说明这一点。

样的坚定而震撼不得。[1]

第五节　生育的控制[2]

德国凯塞林伯爵说过，凡是不能接受真正婚姻关系的人，我们不妨劝告他们索性避免婚姻，而采取其它的性关系的方式。[3]

除了凯氏所提出的这样一个解决而外，在今日的情势下，还有一点我们必须牢牢记住，就是婚姻还有一个优生学的关系，即未来子女可能有的品质的关系。在以前，婚姻与生育是一回事，就目的而论，两者是分不开的。叫人结婚是等于允许他生育；劝人不生育等于告诫他不要结婚，直接的结果是把两个可以享受婚姻生活的人贬入冷宫似的永远地度那凄凉寂寞的生涯，而间接的结果是无形中鼓励了娼妓和其他有害的解欲方式。如今这种婚姻和生育的连锁关系是不存在了，至少任何文明国家的知识分子已经知道它不再存在。所谓防止受精或避孕的现象（contraception），就是运用各种方法，一面可以不妨碍性交，而一面可以防止受精——无论有无正

---

[1]　这句话和霭氏自己的经验也有密切的关系。霭氏在《我的生平》里承认自己的性能是相当薄弱的，又说，大约过中年后不久（确切的年岁连他自己也记不得了），他就不再和霭夫人同房，后来并且根本不大住在一起，不过见面和通信的机会极多就是了。霭氏这煞尾的一句话当然并没有小看性爱的成分的意思，如果婚姻生活于其他方能融洽之外，又能有性爱的调协，一直到性能的衰老为止，岂不是更可以增加美满的程度？霭氏自身的经验虽不及此，至少在理论上他是不会不赞同的。

[2]　关于此节，霭氏别有更详细的讨论，见《研究录》第六辑第十二章“生育的科学”。又霭氏所著《恋爱与德操短篇论集》续集中也有讨论。

[3]　见前引《婚姻之书》一书。

式的舆论的许可——已经通行很久，至少在西洋，稍有知识的人几乎无人不知利用，所以究属这种现象的利害如何，似乎不值得多加讨论。在有的国家，现行的法律还在禁止此种知识的传播，但事实上避孕的方法依然流行得很广，甚至于即在反对此种方法的宗教中，其信徒利用此种方法的也不在少数。[1]

总之，到了今日，一个人或一对人宜乎不宜乎结婚是一件事，宜乎不宜乎生育是又一件事，我们对二者应该加以区别。宜乎不宜乎的问题牵涉很多，它不但牵涉到夫妇本身的利益，尤其是妻子方面，并且影响到子女的健康。能把两个问题分开应付，无疑是一种进步。而这种进步又是很自然的，其间并不包含什么剧烈的变革。在医学的经验里，我们早就有一种习惯，就是劝健康上有特殊情形的妻子用绝欲的方法来停止生育。我们现在做的不过是比此更进一步，就是在初婚时就加以劝阻罢了。不过这也并不是很容易的一件事。很多人知道神经有病态的人有彼此吸引的倾向。这种倾向是跟着物以类聚的原则来的，品性相像的人容易彼此吸引，原是一个一般的倾向，有精神病态的人当然也不例外。以前以为品性不相像的人，根据相辅相成或截长补短的原则，易于彼此吸引，现在我们知道是不对的；换言之，同品相婚（homogamy）要比异品相婚（heterogamy）普遍得多。[2]异品的吸引是有的，但只限于第二性征的范围以内；就是，特别阳刚的

[1] 作者在这里指的是天主教徒。

[2] 优生学者称同品相婚为“类聚配偶”，也认为是自然法则的一个（Law of assortative mating）。

男子容易和特别温柔的女子接近；若男子特别温柔，则其所爱悦的对象大抵是富有刚性的女子；但一出第二性征的范围，异品相聚的道理就不适用了。

两个精神有病态的人考虑到结婚时，也许要我们予以指导；而我们不加指导则已，否则上文所说同品异品的道理是很有参考价值的。一个精神有病态的人，往往感觉很锐敏，智力也相当高，而性情兴趣又大都很温雅细腻，他对于另一个精神有病态的人一定会发生不少同情之感，而一个健全与正常的人，在他看来，反而见得木强与索然无味。反过来，在正常的人也觉得一个有精神病态的人有些不近人情而不可捉摸，因而彼此之间，总有几分嫌厌，而不易接近。以前常有人以为我们应当劝一个有精神病态的人觅取一个遗传健全而体魄强壮的人，如今看了本节的讨论，可知这种劝告是很徒然的。假若我们再参考到遗传的法则，例如孟德尔（Mendel）的品性隐显和品性分合之理，[1]则更可知此种劝告在理论上也不会正确。无论如何，这种劝告是行不大通的，因为他根本没有理会一个简单的事实，即常态和变态是合不大起来的，即使结合于先，也不会和谐于后。教两个都有显著精神病态的人成婚，根据同品相聚的道理，宜若可以好合了，其实也不然，既然双方各有显著的病态，好合的可能性当然不大，因此，为他们自身计，为他们的配偶计，我们劝他们最好不要结婚。明知在独身的状态中，性欲的不容易满足是一个很大的难题，但根据福求其大、祸求其小的原则，也只好听之了。假若精

[1] 可参阅译者所作《遗传的法则》一稿，见《华年》周刊第四卷。

神病态中又有显明的性歧变的成分，而此种歧变又属对方所无法顺应，无法满足，则不婚的劝告，在我们就更义不容辞了。对于精神病态程度不深的人，这一类反对成婚的理由当然就不大适用，事实上这种人也往往一往情深，因缘固结，旁人的劝告也极不容易发生效力。遇到这种例子，婚姻可而生育不可的劝告就大有其必要了。

生育节制的必要到现在已经得到一般人的公认，不但是不想要子女的人承认这一点，即是想要子女的人也已大都有此认识。这是有显然的理由的，为母亲计，为子女的健康计，两次生产之间应该有适当的距离，而这距离至少应当有两足年；这就需要生育节制的帮忙；早婚的青年，为了经济以及其他种种很合情理的原因，也许愿意把生育展缓几年；这也同样需要生育节制的帮忙。无论一个夫妇怎样喜欢子女，子女的来临是应当有时间的选择的，就是应当选择父母最有能力来接纳他们和养育他们的那几年。尤有进者，大家庭[1]的日子是过去了。为家庭设想，也为国家与民族设想，每一对结婚的夫妇平均能生育两个甚至三个子女，在文明社会的卫生条件下，事实上也已经足够维持人口的数量。若因不得已的理由，例如母亲的健康程度不宜于生育或父母的一方有不良的遗传品性，那最好是不要发生胎孕的作用，遇到

[1] 大小家庭之分，在西洋只有一义，即子女多者为大家庭，子女少者为小家庭。在中国，则可以别有一义，即祖孙父子三代同居而成年有室之兄弟又不别财分居者为大家庭，其别财分居者则为小家庭。这里所指的大小家庭显然是属于第一义的。

这种例子，生育节制的方法就得严格地与强迫地加以运用了。[1]

生育节制的各种方法的讨论不在本书范围以内。好在这方面的文献如今已经很多，大可供读者的参考；[2]固然我们也承认究属哪些方法最好，到现在还有争论的余地，而所谓最好的方法，不管是哪一个（下文所论绝欲的方法除外），也不一定十足可靠。幸而在各国的大都市里，生育节制的咨询与治疗机关很快一天多似一天，凡属愿意节制的人可以得所问津而解决他们种种疑难的问题，从此以后，因知识不足而引起的困难与失败可望逐渐减少了。[3]不过我们也承认，知识的充足是一事，而运用的谨慎又是一回事，运用而不慎，无论知识如何充分，同样可以失败，

---

[1] 霭氏此论是要略加补充的。文中所用强迫运用的字样大约不是指外缘的强制执行，因为床笫之事，外缘的强制是不适用的，而是指个人的自动的制裁。而讲起自动的制裁，对于一般中才以下的人，特别是对于智能低下的人，就行不通了。对于这种人，唯一有效的避孕方法是下文里讲到的绝育法。男女隔离的方法（segregation）当然也可以用，但在此法之下，室家之好是不能有的，并且社会也将不胜其防杜之烦，同时经济上的耗费也大。说详译者所作《消极的优生学》一稿，《华年》周刊第四卷；又《人口品质的一个政策》，《今日评论》第四卷，今入《优生与抗战》（《人文生物学论丛》第七辑》）中。

[2] 在这题目上，中文方面还没有什么很好的参考书或手册。姑就霭氏在参考书目里所列的英文各书转引于下，让能阅读英文的读者知所问津：

Michael Fielding Parenthood: *Design or Accident? A Manual of Birth Control.*

J.F. Cooper: *Technique of Contraception.*

M. C. Stopes: *Contraception: Its Theory, History and Practice.*

A. Konikow: *Contraception.*

[3] 这种机关在中国也已经有一个开端，抗战以前，北平、上海等大都市里，在颜福庆、陈达等诸先生提倡之下，都已经有这种机关的成立。上海方面，那一篇缘起的文字是译者承乏写的；北平方面的委员会，译者也承乏过一年的主席。北平、上海两方也就有过工作报告发表。

而运用之际，要始终谨慎行事，也并不是容易的。在新式的节育方法流行以前，最古老与最普通的节育方法或避孕方法是“中断交接”或“户外射精”（coitus interruptus），这是无须什么物理或化学工具的，也是不需指示而尽人能为的；并且，就防止受孕一端而论，也相当有效。不过这古老的方法会减少性交的满意，因为就大多数男子而论，这方法失诸过于迫促，过于仓皇，那是不痛快的，而对女子也不相宜，女子解欲的过程本较男子为迟缓，交接的时间过于迫促，则不满足的程度不免加深。户外射精对于男女的健康也有不良的影响，但此种影响并不像有的人所想象的那般大。

中断交接或户外射精也确乎是一个久悬未决的问题。医学界的最高权威都承认它是最普遍的节育方法，无疑它也是最古老的方法。在犹太《旧约》经典的《创世纪》里就提到过俄南（Onan）的例子。[1]这方法的所以普遍，也因为它简单；它事先无须计虑，临事无须准备，并且在经济上无须分文的耗费。不过若就神经系统的健康而论，户外射精的习惯有时也是无疑可以发生问题的。固然我们也承认户外射精既如此普遍，只是一个可以发生问题或往往有害的说法是不够的。不过事实也很清楚，有部分例子——初不问这部分的人数——是可以发生种种轻微的神经

[1] 出《创世纪》第三十八章。犹大有三个儿子：珥、俄南、示拉。珥早死，遗寡妻他玛，“犹大对俄南说，你当与你哥哥的妻子同房，向他尽你为弟的本分，为你哥哥生子立后。俄南知道生子不归自己，所以同房的时候，使遗在地，免得给他哥哥留后”。（八、九两节）按：古代希伯来民族实行我们所谓“叔接嫂”的婚制，叫做 levirate。

病态的，其表现大都是一些神经方面的烦躁不安，经不起种种刺激，有的只在男子或女子方面表现，有的男女双方都有这种表现，而这种表现的由来，除了户外射精而外，更推寻不到其他的原因。在女子方面容易有这种表现，是比较不难了解的。做丈夫的，在交接的时候，不一定每次都能体贴到妻子解欲的需要，不一定都能顾虑到妻子已否到达亢进的境界，而女子的性欲亢进在正常的情形下原比男子为迟缓，因此，女子性欲还没有到亢进的程度以前，户外射精大抵已经发生；这样，男子尽管得到解欲的结果，而在女子，则势必因亟切得不到解欲的缘故而感到神经上的紧张、失望与烦懑。而在丈夫方面，既深怕得不到户外射精的结果，不能不提心吊胆时刻顾到他自己那方面解欲过程进行的程度，将进亢进的境界，又不得不提早抽身，那种悬崖勒马而又深恐勒不住的光景，以及幸而勒住的动作所招致的情绪上的震撼，有时对神经的健康，也不免有几分不良影响。所以做夫妇的，一方面对户外射精的方法尽管了解，有时也不免再三运用，但若神经上发见有此种不良影响，而此种影响又似乎别无其他原因可供解释时，便应暂时放弃不用。就许多夫妇而言，户外射精的方法无疑是不适宜的，他们应当采用其他比较无害的节育方法。即为一般夫妇设想，除非性交的艺术已达相当成熟的程度，双方真能有相互的同情、密切的合作，纵使射精虽有内外之分，而双方亢进的到达无仓皇、迫促、不足与后期之患，这种方法的利用也只可偶一为之，而不宜成为一种惯例；要使妻子方面不吃不足与后期的亏是有法子的，就是在交接之先，多留一些准备的时间，务使在妻子方面，积欲的过程先行进达很深的程度，庶几男子射精的发生，比起女子亢进的到来，不会失诸过早。

中断交接或户外射精的反面的一种交合行为是延宕交接或忍精交接（coitus reservatus），有始终忍耐不达亢进程度便尔终止的，也有到最后还是任其到达亢进程度的。彻底的忍精交接自可以用作避孕的一法，因此近来提倡这方法的人很多，实行的人也有不少，但并没有实行中断交接的那么多，因为这方法是比较不容易的。用忍精交接法来避孕是当初奥拿伊达新村（Oneida Community）[1]中人的惯例，后来又经斯托克姆女医师（Alice Stockham）在她那本很传诵一时的《*Karezza*》一书里提倡过。拖宕交接对女子方面无疑是十分适合的，并且毫无不良的结果；因为这种交接对她全无拘束，并且总维持着充分的时间，可以让她从容到达亢进的境界。凡是对这种交接有过经验的女子似乎都表示赞同。不过对男子方面是否同样适宜，同样没有不良影响，那意见就不很一致。对于有的例子，忍精过久在神经的健全上或许可以发生一些影响，并且这种影

[1] 在十九世纪初年，美国宗教界里发生许多新的小宗派。这种宗派，为便于实行它们的宗教生活而不受外界的牵制起见，大都自己有新村的组织。奥拿伊达新村就是这样的一个，地点即在名奥拿伊达的一个乡镇，西距纽约州的州府不很远，也是从纽约市到省会的铁道必经的一站。新村的领袖和教主叫诺伊斯（Noyes），其教义属于当时所称“至善”的一宗（Perfectionism）。这种至善的生活包括很有优生意义的一部分，就是村中善信的配合和生育都要经教主的同意。甲男与乙女可以暂时配合，而不可以生育，丙男与丁女，可以暂时配合，同时也可以生育等等的支配，都要经教主的许可。村中没有永久的配偶，其不许生育的临时结合就得运用忍精交接的避孕方法。因为不胜外界的压迫，这新村后来终于结束，而改为一个股份有限的企业公司。说详译者所著小册《宗教与优生》（上海青年协会书局出版），和霭氏《研究录》第六辑，553—554页。

响是和中断交接所发生的属于同一性质，不过在程度上大抵要轻些罢了。我们有一些理由让我们想到这种影响是可能的。但就很大的一部分例子而言，我们并没有能发见这一种影响。这种交接是不大容易的，大抵非神经系统很健全而又很稳称的人不办，而这种人似乎并不感到拖宕交接对他们有什么不良的结果，当然我们也承认，假如运用过度，坏的影响也还是可以有的。

假如避孕不得其法，或有法而失诸粗疏而至失败，即依然不免于成孕，那也就只好听之了；堕胎的行为是不能做的。帮同一个女子打胎，无论是为了个人的健康或社会的福利，甚至民族的前途设想，到现在还是一个刑事的罪名。女子大都愕然于为什么这种行为是非法的，也不了解为什么一个穷苦的女子，对于不欢迎的胎孕，只能私底下乱服不生效力的有害健康的打胎药物的一法，而在比较富有的女子（在英国是如此）只能走到国外去施行手术的一途，此外别无可以取得国家与法律所许可的长策。将来妇女对于国家的立法有更大的权力时，法律对于堕胎的禁条无疑不免要经过一番修正，这种禁条的修正在事理上也正复有其必要，因为它所根据的是一些陈旧理由，现在已经不适用了。未来总有一天大家会很明白地承认这是一个个人问题，而不是法律所能过问的。要是有胎而打不得，那配说打不得的话的人是医师，而不是法官，不是警察。目前在许多国家里，开明的舆论已经渐渐朝着这方向走，而在苏联，堕胎虽不受鼓励，也并不受禁止，因此凡属要堕胎的人都可以在医院里得到相当的医事与卫生的调护，这并不是承认堕胎是一个好法子，但是在避孕的知识没有充分传播与避孕方法没有充分进步以前，这是只好容忍的一条出路。[1]

因为普通避孕的方法非谨慎行事不容易成功，于是近年以来一种替代而更彻底的方法便渐渐通行起来，那就是绝育的方法（sterilization）。绝育方法的避孕效力是绝对的。而其方法，在外科医术昌明的今日，又是很简单而没有危险的；手术是需要的，但无须将性腺割除，在男子只需把输精管截断（vasectomy），而在女子，只需把输卵管或喇叭管结扎或截断（salpingectomy），用绝育的手术来治疗精神病态，也许没有什么很大的价值，若用强制的手段加以执行，对于一个人的精神生活可以有很坏的影响；但若自愿采用一个避孕的方法，那似乎有很大的成效；普通避孕方法的种种麻烦，运用时节所必不可少的经心留意，绝育以后，便可以一扫而空；所以在对普通避孕方法感到厌烦的人大抵可以赞成这个彻底的绝育方法。[2]

---

[1] 在以前中国，堕胎也是一件极不方便的事，所以不方便的缘故，一半是道德法律的制裁，一半是技术的缺乏，而技术的缺乏还居大半。不过堕胎不成，另一种减少养育之烦的方法就应运而生，就是溺婴，特别是溺女。溺女的风气在中国是相当普通的，特别是在穷苦的山陵地带。福建的建阳崇安一带，相传此风最甚。所以莆田周石渠有《戒杀女歌》，流行甚广，特别是歌辞的前面一大半，后来也采入《达生篇》一类劝善的书。苏轼与友人书，也提到鄂岳间田野小人，例只养二男一女，过此则杀之。明朱国祯《涌幢小品》卷三十二也说到“江西人最喜溺女”。可惜到现在我们在这方面还没有人做过通盘的调查。

[2] 霭氏原注：我所知道最早的绝育的一例是一个美国的医师。他身体很好，已经有了好几个子女，但不愿意再事生育，同时和他的夫人对于普通避孕的方法，又深觉厌烦，于是便决定请同行在他的身上施行截割输精管的手术。这手术是极简单的，所引起的些微痛楚与不舒适丝毫没有影响到他的日常工作，而夫妇双方对手术后的结果，又完全认为满意，经过了好几年，始终没有发生什么遗憾。我和这位医师是一向彼此通信的，至少到最近的一封信为止，情形是如此。手术以后，他的性能与性欲都没有减少，这个例子，如今看来，可以说是很富有代表性的。

绝育的避孕方法既属彻底，既属一经手术，便无可挽回，所以从事的人必须于事前加以充分的考虑，否则不免噬脐莫及；这一层是无须多说的。

有的人，甚至于医学界的人，以为绝育在现在还是干犯法纪的。这种教条并没有确实的根据。英国的优生学会曾经设法请国会通过一个推广绝育的议案，其用意倒并不在使它成为一种合法的行为（有人以为用意如此，但这是无须的了，因为这在事实上已经做到），而在使绝育的好处可以传播开来，让生活困难或有重大遗传缺陷的分子也得沾实惠。对于这种好处也有人提出过疑问，很不幸的，甚至于医学界中人到现在也还不很了解。遗传有重大缺陷的人所生的子女，不一定各个都有同样的缺陷固然是不错的，但无论此种子女的比例的大小，这类人能实行绝育，那无疑总是对个人、对社会、以至于对民族有益的一件事。就民族的利益而言，绝育并不能把人口中所有在智能上不适于生活的分子完全淘汰；但它可以做这种淘汰功夫的一个起点，也是不成问题的。总之，关于绝育的题目，我们目前还得做不少教育工作，因为了解它的人还实在太少，其所了解也不够充分。[1]

还有一个时常有人讨论到的联带的问题是性交接的频数。这方面的意见很参差不齐，并且主张的人各有各的成见，说来都很武断。有的人认为即使每夕交接一次，也是正常的，并且是必须

[1] 参阅译者所作关于这题目的两篇短稿《美国绝育律的现状》民国十二年，现入《人文生物学论丛》第一辑《优生概论》中）和《二十八年来美国加州优生绝育之经验》（民国二十六年，现入《人文生物学论丛》第七辑《优生与抗战》中）。

的，他们实行了多少年也没有感到明显的害处。在另一极端，有的人以为除非为身后嗣续之计，一个人不应当性交——即一生之中也许可以有两次或三次性交——否则便是不自然、不正常的。就一般的动物而言，除了生育的功用而外不作交接的行为固然是个事实，但应知我们问题的对象是人，我们在对人决定自然与不自然的标准时不免参考到在血缘上隔离得很远的物种，岂不是有些问道于盲？我们要考虑的是，人类在这方面的一般习惯究属如何，而我们知道这种习惯是并不很狭窄的专以生育为目的的；固然我们承认，在文明程度低而没有受文明之累或沾染文明恶习的民族，比起文明程度高的民族来，要寡欲得多（这一层是和一般人的错误的假定相反的）。但我们也不一定要师法文明程度低于我们的民族，假如我们觉得所行的是合乎情理的话，我们也尽可以有我们自己的习惯，初不必拿它们做什么蓝本。不错，天生了我们的性器官，是为传种的，不是为个人逸乐的；但天生了我们的手，目的原在帮助我们的营养的功能，如今我们拿它来弹钢琴、拨琵琶，难道也错了么？一个人用他的器官来取得生命的愉快，增加精神的兴奋，也许和这器官的原始功用不很相干以至于很不相干，但因为它可以帮一般生命的忙，这种用法还是完全正当的，合乎道德的，至于我们愿意不愿意称它为“自然的”，那毕竟是一个次要的问题。总之，我们不能把自然的含义看得过于狭小，那些主张“问道”于低级动物，而认定只有以嗣续为目的的性交才合乎“自然”的人，似乎在别的生活方面也应当拿低级动物做师法，例如，废除衣服的“不自然的穿着”。换言之，人类若没有活动则已，有则艺术的成分或人文的成分，当然会演展出来，而此种演展并不会和自然发生真正的冲突。[1]前人有诗句说：

这是一个艺术，
把自然改头换面则有之，
就自然根本补充则不会，
不过此其所谓艺术，
本身也未尝不是自然。

把一切似是而非亟切无从证明的说法撇开而从事实的立场说话，我们必须承认性交频数的自然变异范围是很广的，[2]因此，我们在这方面不能定下什么规律，而必须就个别的例子，分别寻找对他最适当的一个频数，不但对一个例子的本身，并且还得参考到他的配偶，假如双方有些悬隔的话，还需进一步设法调和。在以前，频数的规律是有过一些的，从很古老的时候就有。希腊的政治家梭伦（Solon）教人一月三次，希腊医

---

[1] 中国的人生哲学在这方面是比较无懈可击的。孔子文质之论，荀子性伪之说，都是这方面的很健全的基础。“质胜文则野，文胜质则史，文质彬彬，然后君子”。一切生活最好能如此，性的生活也不是例外。

[2] 清采蘅子《虫鸣漫谈》（卷一）说：“饮食男女，大欲存焉，然秉赋亦有不同。常开平（遇春）三日不御女，皮裂血出，军中携妓自随，明太祖不之禁。近世纪文达公（昀），日必五度（五鼓入朝、归寓、午间、薄暮、临卧各一度），否则病。……袁子才（枚）太史……自吟云‘半生非病不离花’，每称有色福。而梁山舟（同书）学士则四十年独宿……寂若枯僧，寿至九十。其不同如此。”性交频数的自然变异范围之广，此亦可作一例。

师们的主张大致也是如此。宗教革命的领袖马丁·路德定下的规矩是一星期两次，赞成这规矩的人大概占最大的一个多数。哈维医师（O.Harvey）把美国各家的统计表加以综合研究的结果，发现最中庸的频数是一月8次，约占50%，两端所跨的变异的范围是从最少的一月3次到最多的一月15次。[1]不很规则的次数有时也有几分好处，所谓不规律，指的是有很密的次数于前，而继之以长期的休息于后；次数的所以密接也许是将顺女子性欲的结果，女子在经净以后往往性欲比较旺盛，所以有此必要。女子的性欲大抵比男子为不规则与不可捉摸，因此性交一事，很相宜地应当由她发难，由她主动，而做男子的把这种主权交付她之后，自己在事实上也不吃亏。不过，就事理而言，把交接的次数匀开，让每两次之间总有相当的时间上的距离，总要比增加交接的次数好些。次数增密的结果，总不免减少性交对身心两方面的利益。要使性结合真正成为一种人生的乐趣，成为性爱小说里所称的“真个销魂”的乐趣，根据物以稀为贵的原则，次数总以稀疏为宜。

节欲或交接次数的不宜过多，一方面有生理上自然的限制做保障，一方面，至少在读书明理、爱身修己的人，也大抵知道自我制裁。不过对于一部分知识不足而又不免于放纵的人，有时候还需要神道设教的方式来加以约束。中国文化里，神道设教的成分是不少的，性生活的方面自不免也有这种成分。坊间流行的《达生篇》一书（亟斋居士原编，汪家驹增订）大都附录有“养生节欲戒期”的一部分。所谓节欲戒期分“每月一定戒期”“每月无定戒期”，和当戒的天忌、地忌、人忌的日子或环境三种。一定戒期全年共101日，五月最多，12日；其次为正月，11日；二、三、四、六、八、十一、十二诸月，都

[1] 见哈氏所著文《美国社会学杂志》，1932年7月。

是8日；十月、七月、九月最少，6日。初一、十五、三十或二十九是各月共同的戒日，犯者不免短寿或减寿。二十五是月晦日，犯则主病；二十八，人神在阴，主夫妇同病；这两个也是各月所共同的。五月最凶险，12个戒日里的前9个名为最毒日，最犯忌；五月十五日，最可怕，“前半夜犯之，男死，后半夜犯之，女死，子时犯之，男女俱死”。其他犯戒的结果包括恶疾、产恶胎、失音、血症死、一年至三年以内死等。无定戒期是：立春、夏、秋、冬日，两分两至日，四绝日（即四立前一日），与四离日（即分至前一日），甲子庚申日，夏至后丙丁日，冬至后庚辛日，社日，腊日，天空日（是日受胎生子，主雷击），夫妇元辰本命日，大月十七与小月十六日。合起来也有40日光景。所谓天忌，指的是日食、月食、雷电、大风大雨、大雪大雾、大寒大热、虹霓、日月星斗之下。所谓地忌，指地震、神祇寺庙之地、井灶柩厕之旁、风露之中、灯火之下。当戒的人忌是：疾病新愈、劳倦方息、大醉过饱之余、远归、新浴、大喜、大怒、惊忧悲苦之后，和妇人临经和产后不久。这种戒日虽不能确算，大约至少要在一百天以上。将各种戒日并算扣除以后，一年之中，夫妇真能同房而不遭禁忌的日子不过是100天上下，全年平均，约三四日可以同房一次，这倒是和哈维医师的研究结果大致有些仿佛。但以前真正能遵守这种戒期的人究属有多少，我们却亟切无从知道了！——译者注

交接太频的习惯，一经养成以后，还有一种困难，就是遇到必须长期节欲的时候不容易应付，例如旅行在外，配偶的一方有病，或分娩后的休养时期（一个月到六个星期）。妊娠期内应不应交接是一个疑难的问题，医师在这问题上大抵不大愿意给什么劝告，因为深怕夫妇之间因此而引起感情上的纠纷。不过这问题的最大关键，无疑是流产的倾向；[1]这倾向的大小，在女子之间是大有不齐的。据说有的女子，只要你在她面前打一个嚏，她就会流产；有的，即使你把她从五层楼的窗口推出去，也不会流产。

---

[1] 《达生篇》开始便说：“古者妇人有孕，即居别室。盖有孕而犯之，三月以前者，常致胎动而（流）产，三月以后者，则致胎衣太厚而难产；且生子身多浊物，他时多病而少寿。故保胎以绝欲为第一义。”所说虽未尽合乎科学原理，但一种劝戒的意思是不错的。

假如有流产的倾向，妊娠期内便应节欲以至于临时绝欲。就一般而言，到了妊娠期的最后几个月内，这种节欲或绝欲的习惯也是应当培植的。不过要劝告别人在妊娠期内完全避免交接，是要加以相当周详的考虑的。大抵一对富有同情和聪慧的夫妇总会自己想出应付的方法来，决不至于遭遇很大的困难，真属万不得已，即使暂时运用手淫的解欲方法，也并没有什么不可以。但要叫作医师的劝人在这时期里完全绝欲，这种劝告也许会引起以后他所无法纠正的困难。

关于生育子女的条件，即在何种状况之下才配生育，或一对正常与健全的夫妇应生多少子女，这些问题的详细讨论不在本书范围以内。一般人的见解以为除非一个人结婚太迟，对于成孕一事，最好不要操之太切，即婚后最好有一个避孕的时期。不过在目前社会状态下，婚后立即受孕的可能性是不大的，因为避孕的知识已经相当普通。并且即使有孕育的事，这其间也并没有什么危险，以前以为青年女子不宜于生育太早，这种看法是不很对的。不久以前（1932年6月8日），在爱丁堡产科学会里，米勒医师（Miller）提出报告说：在皇家产科医院里临盆的174个17岁以下的产妇里，85%是所谓瓜熟蒂落而丝毫不假手于医药的，只有8个例子因为大小不称，才用了一些人工的帮衬；同时，在婴儿方面，哑产（即产下已死）与产下不久即夭殇的死亡率是6.5%。这也比一般的同样的死亡率要低，在同一医院里，这种一般的死亡率（即包括一切年龄的产妇所分娩的婴儿在内）是11.8%。可见妙龄生育，对母子的健康都没有什么不相宜。反过来，若第一次生育发生在中年以后，那困难与危险倒要大得多。[1]不过无论第一次生育时产妇的年龄如何，为母子双方的利益设想，也为做父亲的人设想，在每两次妊娠之间，至少总应该有两足年的休息。就一般的情形而言，在近代的景况下，最恰当的子女数目是从两个到三个，为一家设想应该如此，为全部人口的数量设想也应该如此。在以前，社会状况没有现在的健全，人口死亡率要比现在高，生育率要高些，平均子女的数目要大些；但现在是无须了，社会的文明向前推进以后，优生或民族卫生的需要将更见得迫切，到那时，有的家庭一定要比两个或三个更少生些，而有的家庭则不妨多生几个。[2]及[3]

第六节　不生育的问题

婚姻的又一个问题是无出或不生育的问题。在讨论这问题之先，我们很可以把下面的两种例子搁过不提：第一种是，在婚姻之前，男女双方先有过一番熟虑，觉得因为种种原因，最好是暂

---

[1]　参阅译者所著《中国之家庭问题》，160—182页。

[2]　参阅《中国之家庭问题》，239—258页。又译者所著《优生概论》中《优生与生育节制》，《人文史观》中《说才丁两旺》，及《革命》周刊第四卷中《生育节制的几个标准》等篇。

[3]　关于本节，中国书籍方面可供参读的尚有：陈达《人口问题》，山格夫人《新母道》，海尔医师（Norman Haire）辑《还有几个关于节育的医学方面的意见》，卡尔-桑达斯（A.M. Carr-Srunders）《人口问题》，霍格本（Lancelot Hoghen）《医学中若干溯原的原则》，戈斯尼（Gosney）与波普诺合著《绝育与人类改良》，兰德曼（J.H.Landman）《人的绝育：性绝育运动史》。又期刊二种，一是英国的《优生杂志》（*Eugenics Review*），一是美国的《社会卫生杂志》。

时不要子女，或根本而且永久不预备生子女；[1]第二种是，想要子女，而一时因生理或心理关系不能有子女，但只须经外科或医药的诊治以后，依然可以有生育的希望。除了这两种以外，还有一小部分夫妇一方面想有子女，而另一方面又明知根本没有法子有。这种例子又应该怎么办呢？

这种根本不能生育的情形论理是不应当很多的。这种夫妇要是真渴望着有孩子，他们在结婚以前，应当先经过一次医学的检查，检查的结果至少可以让他们预先知道，成孕与分娩的机会大概有多大。我说大概，因为无论检查得如何细密，要预先完全断定是不可能的，也因为，有的例子，在第一次婚姻里没有能生育子女，期望虽殷，杳无踪影，但后来离婚而彼此再婚以后，男女双方都居然生起孩子来。还有一种情况，婚前的检查是认为可以有子女的，但婚后局势变动，成孕的可能性也就随而变动，而这种局势的变动当然不是在婚前所可预料的。凡已婚而根本不能希望生育的例子只有四条可能的路走，而每一条在当事人的精神生活方面都有它的影响。

一、第一条路是坦率地接受不能有子女的局面。[2]对于许多例子，这也许是最好的出路。大多数人，特别是大多数妇女，固然愿意有子女，但这种愿望不一定是很长期的，过了一段时期往往会成过去，他们会发见子女而外，生命中值得愿望的东西还不止一端。他们同时也会看到当代的世界事实上也并不吃人口太少的亏，少数

---

[1] 霭氏自己就是这样的一例。他在《我的生平》里说，他和霭夫人在结婚以前，就很坦白地讨论到这方面，结果决定不生子女。

[2] 在立嗣的办法普遍通行的中国，这条出路可以说是很不必要的。在以后，旧日家庭的精神减杀的结果，走这条路的人也许要多些。

人不生子女是无关宏旨的。他们的阅历增多之后，他们更会感到他们的专业也已经够叫他们操心的了，或已需要他们的全神贯注，再要叫他们，特别是在妇女一方，担当起做母亲的责任，也似乎有些说不过去，何况这种母道的任务，要是做得好，也等于一个必须维持上好多年的职业，而其所需要的惨淡经营，全神贯注，也许还在一般专业之上呢。又或许这女子自审对于母道根本缺乏特殊的能力，即使强勉做去，也是吃力而不见得讨好。又或许男女双方或男女的一方感到自己的遗传气质里，多少有些不很健全的地方，能够不把这种气质传递到下一代，也未必不是一桩功德的事。好在做父母的本能一大部分是可以升华的；母性的本能是不难改用社会事业做它的对象的。加入社会事业之后，这样的一对夫妇虽不是一些未必成材的子女的骨肉上的父母，却不难成为许多别人家子女的精神上的父母，他们造福所及，也许要远在生养两三个子女之上，许多被人称为“万家生佛”的人不往往就是这种社会分子么？在西洋社会里，有不少妇女，就是这样成了名，造了无量的功德，而赚取了生命的乐趣的。

二、第二条出路是离婚。为那些以子女为婚姻的第一要义的人，这也许是一个合理的解决困难的方法。[1]但是，这实在不是一条很值得欢迎的出路。大多数国家法律在这方面是很复杂的，要老老实实根据不能生育的理由提出离婚，往往困难很多，因此就不能不假造理由来迁就法律的条文。即使撇开这一点困难不说，这一条

---

[1] 这条出路教我们联想到唐律以至于明清法律的“七出之条”里的“无子”一条。现行的《民法·亲属论》里没有这一点。参阅《中国之家庭问题》，226—238页，又《人文史观》中《优生婚姻与法律》一文。

出路还有许多问题。我们一面尽管在原则上赞成离婚不应当太困难，但同时在实际上也尽可以采取一种态度，认为这路子是越少走越好。[1]离婚之后再婚，也许结果比第一次婚姻还要不好，关于子女生育的一点，也许更毫无把握。同时，离婚的举动，我们即使极表同情，也总等于一个失败的自白，失败的招认，而这失败又是非同小可的，因为它是人生最密切的一种关系的失败，此而失败，将无往而不失败；而反过来，一桩婚姻，除了不生子女这一点而外，也许是好好的，不生子女也许是唯一的美中不足之处，只是为了这一点，我们即用最苛刻的眼光来看，又何能断定这婚姻是已经失败了呢？因无出而想离异的人，不明此理，贸然地舍此而就彼，岂不是有几分愚拙？凡是用没有子女的离婚理由的人，我们若把真相研究一下，实在是性情上有些问题彼此融洽不来。不过恰巧又没有子女，于是就拿它做一个比较冠冕的题目罢了。因此，就这种夫妇而言，不生子女的问题实际上不过是一个更大的问题的一部分。

三、第三条出路是抱养别人的子女。[2]这是很容易想到的一条

---

[1] 霭氏这几句话说得好。一个人尽管可以在原则上主张离婚应当相当的自由，而实际却劝别人最好不诉诸离异的一途。无论为什么理由，离婚总是一个生活失败的供状，一个对未来生活的莫大打击。近代婚姻朝秦暮楚的日多一日，有的几乎完全说不上什么理由，只是受了见异思迁或择肥而噬的心理所驱策，这种人应当熟读霭氏这几句话和下文接着的一段议论。

[2] 这在中国是最普通的路子。不过在中国，抱养是有条件的，就是养子必须是同性本宗，并且在血统上要越近越好，至于所抱养的必须是男孩是无须说得的。这种抱养我们叫立嗣。抱养的儿子大都是立嗣的儿子，但立嗣的儿子不一定要经抱养的手续，因为有的嗣子是在已经长大以后入嗣的，甚至于入嗣的时候，所嗣的父母已经去世的也很多。西洋一般的抱养的方法我们自然也有，特别是在不甚读书的阶层里。读书的士大夫阶层里有家谱，家谱上特别写明“异姓抱养不书”。

出路，并且要是做得得法，也是最好的一条出路，特别是因为在目前它可以取得坚强的法律的保障，我说在目前，因为至少在英国，这种法律的基础是晚近才有的事。子女的抱养不但不拆散一个婚姻，并且或许可以教它更见巩固；而对于这种子女，做父母的，特别是做母亲的，除了生理或血缘的一端而外，尽可以把父道与母道的兴趣与能力完全施展出来。同时抱养的举动也有不少社会服务的意义，别人家的一个子女，本来也许免不了糟蹋的，免不了成为家庭与社会的一个累赘的负担的，从此可以有一个比较光明的未来，比较充分发育的机会，这也岂不是很好么？对于不少妇女，即使大部分的生活是在家庭以外，大部分的兴趣是在事业与学问上，抱养子女以后，往往精神上更见得饱满，生活上更见得愉快。

不过抱养子女显然是要很小心的，否则恐怕不容易成功。不但所抱养的小孩年龄要小，要很小，并且抱养的手续要做得清楚干净，最好和本生父母完全脱离关系。主要的问题是子女本身的健康和家世的清白。假若对子女所从来的父母家世不加充分的理会，未来也许会产生很痛苦的经验的。抱养子女的人家，应当先请医师帮忙，把养子或养女的来历，凡属可以调查清楚的，都弄一个清楚与加以熟虑以后，才实行抱养，否则不宜轻于尝试。

四、第四条可能的出路是在婚姻以外别谋结合，而希望从新结合里产生子女。这是最困难的一条出路。[1]有时也有人想到这

[1]　其实在以前的中国，娶妾就是这样的一条出路，这条路在道义上最有困难。但在事实上，只要不顾道义，却最容易，以前如此，现在对于一部分的人，还是如此。

条出路，但除非有很特别的情形，实行是不容易的。最大的困难是这种举动第一要取得三方面的同意，而三方面的意见很不容易完全一致，即使勉强一致，又不免感到这种举动总要遭到大部分外界社会的反对而不能不多所顾忌。要实行这条出路，而希望各方面都不发生问题，所需要的条件的凑合是极难的，是百不得一的，所以我们觉得也就不值得加以讨论了，至于劝人家走这条道路，那更是不容易的。

我们也知道这条路还有两条变通的办法，第一法是绝对要不得的，就是，做妻子的，瞒了丈夫，暗中自己去找外遇，把由此所生的子女算是和丈夫所生的子女。[1]第二法是比较可行的，就是人工授精的方法。不过这方法也往往失败，并且也有许多显然不近人情的地方。但这是可以做的，并且成功的例子有间或可以遇到。人工授精

---

[1] 这在中国以前叫作“借种”。引一个借种的故事于下，以备一格。明郑瑄《昨非庵日纂》（卷二十）说：“周状元旋之父，多子而贫，馆富翁家。翁无子，欲令妻求种。召饮，酒半，佯入睡。令妻出陪曰，‘君多男，妾冒耻求种。’某愕然遽起，而门闭不得出，以指书空云：‘欲借人间种，恐妨天上人。’妻启门放之。是秋（旋）中乡榜，太守梦迎状元，幡上写‘欲借人间种’二语。明年大魁报至，太守往贺，因诘所梦，讳之而不言。”科举时代里，这种因缘果报的故事是很多的，果报的部分究属确否，我们不得而知，但可知借种的办法以前是有的。不过这种办法也可以有丈夫的同意在内，甚至于丈夫就是出主意的人，原文中“瞒了丈夫”云云，也是不尽然的。又明徐应秋《玉芝堂谈荟》（卷七）有“固宠借种”一则，搜集的例子不止一个，但实际上不尽属“借种”的外遇，而是一般的外遇性质。

这第四条出路有此变通的一法，也亏霭氏想得周到。不过霭氏若了解中国的社会情形，便可以知道第三条抱养的出路也可以有同样的一个变通办法，就是所谓“装假肚”，假肚装到相当时期，便从外间抱进一个来，算是自己生的。此其用意，一部分也许在固宠，像借种一样，一部分也所以回避异姓不许抱养而同姓又无可报养或不愿抱养的困难。

的技术问题，范·德·弗尔德医师在不久以前曾有过一番讨论。[1]

第七节　阳痿及阴冷（性能不足与性感过敏）[2]

性冲动能力的大小与它发生和衰歇的年龄，其变异的范围都是很大的。在这一点上，除了少数高等的猿类以外，人和其他低于人类的动物可以说完全不相同，在这些动物中，性冲动和生育的功能有不可须臾分离的关系，而在不生育的时期里，性冲动是十有九例不存在的。

我们在上文已经讨论过，性冲动在身心两方面的表现，即在寻常健康的儿童中，也并不是不常有的事，因此，它的特别提早的呈露，我们不能当做变态看。[3]至于到了老年，性的生活，特别是在精神方面，也很难说有什么确定的止境。在女子方面，月经的终止并不一定代表性冲动的衰歇，即性能的衰歇并不一定随绝经而俱来，甚至于往往不是一个并行的现象；而在男子方面，

---

[1]　见范氏所著《婚姻中的多育与不育》一书。

[2]　本节内容，关于女子的一部分，霭氏别有更详细之讨论，见《研究录》第三辑中《妇女的性冲动》一文。又斯特克尔（Stekel）《女子的阴冷》一书也值得参考。

[3]　清袁枚《续子不语》（卷八）引《褚氏遗书》说：“男子二八精通能近女，八八六十四而精衰。然近日禀气厚薄不同，有十三四娶妻生子者，似又难拘于定数也。俗有量童子法，能知其近女与否，法用粗线一根，自其顶围颈一匝，记其长短，以线双折，从其鼻准横量至耳，长过耳者，便能人道，否则犹童子，不能近女也。”所谓量童子之法，是否经得起科学的盘驳，我们不得而知，但童年性发育的迟早，因人而大有不齐，中国人是早就观察到的。禀气厚薄是一个寻常的事实，二八精通之说原是就一般的常数而言，正复不必拘泥。

即年登耄耋，性欲往往还存在，甚至于性能也还完整。[1]

性能的大小也因人而异，其变异范围之大不在出现的快慢与衰歇的迟早之下。我们不妨把守身如玉的青年男子梦遗的频数做一个比较的尺度；在有的青年，一星期内梦遗两次或三次，而并不引起什么严重的疲乏的感觉；有的一月只有一次或两次，有的从不曾得到过遗精的经验。对于有性关系的人，性交接的频数也是一个尺度，在有的人，每夕必交接一度，习以为常，历有年所，也并不感到什么损害，而有的一个月只能有一次，过此他认为就要过度了。总之，即在一般的健康程度很过得去的人中，性能的个别变异是很大的，因此，我们没有法子定下什么可以共同遵守的规律来。

十足的性无能或性能缺乏（sexual anaesthesia，齐恩把它叫作anhedonia），在男子中是极难得的或绝无仅有的。性能不足

---

[1] 性能的提早发育和展缓止歇，在以前只有一个浅显的测验，就是一个人能不能生育。不能生育的人未必缺乏性能，但能生育的我们可以断定他必有性能，所以这个浅显的测验也未尝没有它的地位，特别是在性生理学尚未发达的前代。《金史》称金之始祖函普，从高丽来，年已六十余，居完颜部，部中有贤女，年六十而未嫁，始祖纳之，后生二男一女，男名乌鲁与斡鲁，女名注思板。这也许是神话，未必可信。明徐应秋《玉芝堂谈荟》（卷四）引《姝姝由笔》说："嘉靖乙酉濮阳李蒲汀《南行日记》内，载利津有老妪年八十二，生子。"又引《乾臊子》："张督妻，七十二岁嫁潘老，复生二子。"至童年生子，则元末陶宗仪《辍耕录》上说："至正丁丑，谣言拘刷童男女，以故婚嫁不问长幼。平江苏达卿有女，年十二，赘里人蒲仲明之子为婿，明年生一子。"清褚人获《坚瓠广集》（卷一）引《真珠船》说："隰宁张娼之女，十二岁而得男。长安刘氏之妇，六十二而育女，是胚胎之结，亦有不假天癸者。"褚氏又自引一例说："近闻扬州某商，老而乏嗣，妻年六十而生一子，族人争疑之，讼于郡守……当堂滴血，验系果真（按：滴血是否可据，显系另一问题），众议方息。"又宁都大族曾姓，相传有一7岁祖，见清独逸窝退士《笑笑录》（卷六），事属属实，可以说是童年生子最极端的一个纪录了。

（saxual hypoaesthesia或hyphedomia），即相对的萎缩、冷淡与不受性的刺激，在男子中却是很寻常的，比我们有时所想象的要寻常得多。有的男子，性能不足是浮面的而不是真正的，这种男子的性冲动往往有些不太正常的倾向，特别是一种尚在发展中的同性恋的倾向，不免把原有的性能藏盖起来，使它潜而不露，成为潜意识的一部分，其于性能的表现，在浮面上便呈不足之象，其实未必如此。另有许多例子，性能的萎缩是手淫过度的结果，是精力消竭的表示。第三种例子，性能不足是由于生活的其他方面过于忙碌，过于紧张，把身心两方面的剩余精力消耗殆尽的缘故，不过我们也得承认，在这种例子里，有一部分的性能不足，是一个原有的虚弱状态，和生活的紧张无干。再有第四种例子，性能不足是由于一种幼稚状态（infantilism），那就成为发育停滞的一种表示了。

在文明社会里，因为生活紧张，劳于应付，以至于疲于奔命，也因为性冲动所由发展的环境多少有些不自然，男女当交接时，容易发生局部的或完全的阳痿或阴冷的现象。汉密尔顿医师在他的研究里，发见只有55%的丈夫和38%的妻子认为他们自己的性能是正常的，而这些丈夫和妻子，我们要知道，全都属于社会里所谓最上流的阶级的；在男女的答复中，虽则有一部分不大清楚，不很肯定，但总起来说，无论男女，自己承认性能在水平以下的，在比例上比自认为在水平以上的要高得多。这一点是很有意义的，因为我们寻常总以为，无论男女，对于一己的性的能力，喜欢夸大者多，而谦逊者少；汉氏调查的结果既适得其反，足征不是我们寻常的见解错了，便是性能不足的男女实在为数不少，以至于无可夸大，只好谦逊。还有一点也是值得注意的，就是，认为妻子的性能不足的丈夫，和认为丈夫的性能不足的妻子，在数目上不相上下。汉氏又发见41%的丈夫自己承认，现在或以前遇到交接的时候，有过痿不能举或举而不坚的困难，而同时24%的妻子（不一定就是所调查的那些丈夫的妻子）认为她们丈夫的性能是有欠缺的。[1]不过性能的大小并不一定是圆满的婚姻生活的唯一以至于主要的关键。在汉氏的研究里，那些自认为性能在水平以下的丈夫和妻子，同时承认婚姻生活相当圆满或很圆满的，在比例上比自认为性能中平或性能中上的丈夫和妻子为高。这一层的发见事实上倒是和寻常的经验符合的，那些把婚姻看得太狭窄的人，以为婚姻关系以性结合为主体的人，把高度的性活动看做婚姻幸福的主要条件的人，应当牢牢记住这一点。狄更生医师关于妇女性能的那一番研究，虽和丈夫的性能只有一些间接的关系，似乎证明男子中，只有6%的光景是阳痿的。[2]

我们应当记住，性能萎缩的产生，后天的纵欲过度和原有的性能不足或性感薄弱都是有分的，甚至于两者还可以合作，以造成萎缩的结果。这是很重要的一个考虑，因为一部分男子在婚姻生活里最大的一种恐怖就发生在这一方面，他们自己以为性能有问题，自己以为有“不男”之消，于是疑心生暗鬼，一种莫须有的恐怖心理就笼罩着他们的生活。我们说婚姻生活里如此，其实在婚姻生活以外，或虽在婚姻状态以内，而事实上已到了这状态的后期，这种恐怖心理还是可以发生。因各种原因而发生的性冲动与性能力的

[1] 见汉氏《婚姻的一个研究》。

[2] 见狄氏与比姆女士合著的《一千件婚姻的研究》。

缺乏，在男子中是很寻常的，其寻常的程度要在我们有时所认识之上。这是一个事实，因为这个原因而夫妇始终未尝享受床第之乐的婚姻，数目也不为少，这也是一个事实。但这种事实的存在并没有完全成为婚姻幸福的一个障碍，这种人的婚姻幸福并不一定在一般人之下。所以事实上性能不足往往不大成问题，成问题的是想象中的性能不足。性能的薄弱、欲念的静止、所谓“古井不波”一类的情绪状态，在另一部分的人是求之不得的，而对这种疑心生暗鬼的平常人却可以引起极大的忧虑，他总是千方百计要把它治好，他不惜向任何走江湖的庸医请教，庸医利用他这种恐怖心理，从中渔利，他也执迷不悟。他不知道在紧张的情绪状态下，暂时的性能消失是很容易的，并且也是无关宏旨的。对于神经脆弱和经验不足的人，这种暂时的消失特别容易发生。蒙田虽不是个科学的心理学家，但对于这一点他看得很正确，在他那篇论想象力的散文里，他说性能的消失本身就从恐惧而来，他又很有眼力地叙述到，只要用些巧妙的方法，把恐惧心理抵消以后，原有的性能可以完全恢复。

不过，在有的例子，性能的欠缺是建筑在神经系统的一个后天获得的习惯上，而不是轻易可以补救的。性欲的长期抑制[1]、手淫成癖、交接过度，都普遍被指认为性能欠缺的一些原因。[2]

[1] 原文此处用相当于“节操”的一字，显与作者的本意不符，所以不符的理由，见下文本章第八节，译文中改定为“长期的性欲抑制”，于义较妥。

[2] 霭氏原注：性能欠缺也许别有一种比较确定的心理的原因，汉密尔顿医师最近对我说，他认为童年对于母亲的情爱发展过分而成了一个凝固的状态（精神分析家名为“母缘固结”，或径称为“母恋”mother-fixation），是可以引进到阳痿的境界的。

还有一层，近代文明社会的生活环境很容易养成一般神经锐敏的状态，对一般刺激的反应，往往不免失诸过于匆促而不能从容与委婉行事；这在性的方面，就容易使积欲的过程过于缩短，而解欲的过程与亢进的到达过于提早，根本影响到交接的圆满程度。性能的不足或欠缺，这也是一种解释了。

弗洛伊德和其他学者认为男子泄精过早的现象是很普通的，我观察也是如此；但洛温费尔德把75%的早泄的例子归咎到手淫上去，我却不敢赞同。在部分例子里，手淫无疑是早泄的一个因素，但我们知道，极端的手淫癖习有时也可以对性能不发生任何严重的影响；无论如何，手淫的习惯既如此普遍，我们要拿它来解释任何变态或病态的现象时，总需特别小心，一定要证据确凿，原委分明，才可以咬定它是一个因素，否则总有几分捕风捉影，如今我们讨论到性能不足，当然也得注意到此，而不便信口轻作因果之论。或许就通常的情形而言，我们一定得把神经衰弱性的性能萎缩看作近代的一种一般倾向的特殊表现。什么倾向呢？就是，在忙迫的都市生活里，一切反应不免失诸过于急促、过于锐敏（即如女子怀孕以后，不足月便分娩的现象也未始不是此种一般倾向的一个特殊表现）。[1]同时，我们也不得不把神经衰弱性的性能萎缩看做长期忍欲的结果。青年的结婚年龄展迟以后，自春机发陈以至成年，这许多年以内的性欲是无法满足的，虽有手淫一类的解欲的出路，但往往因积欲太久，其满足的程度

[1] 自抗日军兴以来，流离颠沛与情绪紧张的生活里所发生的妊娠似乎也有同样的现象，这是许多人所已经观察到的。

也自有限；这时期以内的性欲，既有积而不解的一般倾向，而虽解又每患不尽，影响所及，对于解欲过程的循环机构，不免引起几分损坏。有此内外两个原因，于是神经衰弱性的性能萎缩便很难避免了。

就大多数例子而言，性能萎缩只是一种相对的或比较的亏损，而不是绝对失其效用。阳道的勃起多少也总还完全，射精的作用也照样发生，所憾的是发生得太快了些。在当事人本身也许并不感到这其间对人对己有什么问题。不过在我们看来，近代女子方面的性能萎缩，或所谓阴冷（sexual frigidity），无疑要间接归咎到这种男子性能的缺陷上去。

但若或因气质的实际衰弱，或因一时精神刺激的关系，引起了比较绝对的性能萎缩，当事人在心理上往往可以发生很大的忧惧。在这种忧惧心理下，他会一天到晚揣摩着自己的性的能力，不断地想把它激发起来，假如他还没有结婚，也许再三再四地想寻花问柳，为的是要测验他的性能有无进步——但结果总是失望。[1]

所以事实上我们有两种性能萎缩的例子，一是心理上的萎缩（psychic impotence），二是神经衰弱性的萎缩（neurasthenic impotence），后者是一个旧有的名词，我想我们现在还可以

[1] 霭氏原注：我在这里也许无须加以申说：对于一个守身如玉而温文尔雅的男子，一度寻花问柳中所经验到的萎缩是绝对不足以证明性能不足的。冒尔提到过一个青年男子，一向没有过性交的经验，在结婚之前，接受了一个朋友的劝告，特地到妓馆里试验一次，究属有无交接的能力，结果是完全失败。但一旦结婚以后，和他妻子交接的时候，他却完全成功。

用。在第一种例子，解欲的机构并无问题，始终完整，但因情绪方面的抑制，张而不能弛，结而不能解罢了。所以治疗的方法只需把这种抑制的势力尽量消除，对当事人的种种疑虑加以排解。在神经衰弱性的例子，解欲的机构不是受了抑制，而是多少有衰弱的倾向，因此治疗的功夫通常虽未尝不可能，而复原的希望却比较不大，不过经治疗以后，虽未必能把损坏的机构恢复原状，至少可以减轻损坏所引起的影响。无论哪一类的萎缩，治疗的要点是在和缓当事人的恐惧心理，让他的意念从性的题目上转移开去，并且要他能切实留意到日常的卫生。我们在这里不准备考虑各种药物，市上尽管有这些东西出售，尽管有许多广告宣扬它们的效力，它们的价值终究是次要的。对部分的例子，有的药物也许有些用处，但除了心理方面可以增加少许兴奋与慰藉而外，究竟有几许影响得到体质的实际功效，却始终是一个疑问。马钱子（或叫番木鳖，nux vomica）一类的药物，对于性的系统以及整个脊脑，是有兴奋影响的，当一种强壮剂或补益剂用，也有它的价值，但若服用的人已经在一个过敏与易感的状态之中，用了比不用还不好。

对这一类的药物，中外古今都有很深的迷信，译者所见于中国记载的，至少有下列的几种：

一 动物类：

鹊脑（《淮南毕万术》，高诱注）。

驴驹媚（唐蒋防《霍小玉传》）。

盐龙（宋何远《春渚纪闻》）。

石镼（清褚人获《坚瓠补集》引《挥尘新谈》）。

如意钩（清清凉道人《听雨轩笔记》）。

红蝙蝠（清卢若腾《岛居随录》）。

鸬鸠骨（同上）。

鹤子草所饲蝶（同上）。

二 植物类：

砂挼子，一作砂俘，又作倒行拘子，又作俘郁旋（宋孙光宪《北梦琐言》引陈藏器《本草》，又见汤若士《武陵春梦诗》及褚人获《坚瓠补集》。

怕老婆草（清凉道人《听雨轩笔记》）。

榼子仁（卢若腾《岛居随录》）。

三 人工调合类：

萃仙丸（清钮琇《觚剩续编》）。此类人工调合之药方不一而足。犹忆在美国游学时，在一开设洗衣作之华侨处见春方一束，多至十三种，当时曾抄录一份，惜今已遗失。民国二十年，译者因参与太平洋国际学会会议之便，在日本西京购得《东西媚药考》一种，印刷极精，且附有各种药物的插图，书尾注明为非卖品，当是好事者编印分赠同好的一种作品，可惜此书不在手边，如今连作者的姓名也都记不起来了。

人工调合的药物有极奇者。清人诸晦香《明斋小识》（卷九）说："黄溪东有樊将军庙，后楹塑夫人像，相传面上粉可作媚药，镇中无赖群领其颐，随施随刮，终年苦陀陊……"晋张华《博物志》有云："月布在户，妇人留连。"注谓月布埋户限下，妇人入户，则自淹留不肯去（亦见明刘玉《已疟编》）。此容或有一些物类感应之理存乎其间，至若木偶脸上的白粉也有媚人的效力，则真匪夷所思。

中外药物的市场上，壮阳的药品极多，报纸上的广告总把它们的效用说得天花乱坠，性能不足的人便是这些药品的好主顾。霭氏这一段议论，语是不多，已足以发这一班人的深省。——译者注

性交也不是治疗方法的一部分，不应当鼓励，至于用寻花问柳的方法来锻炼性交的能力，更是应当在劝止之列。不过对已婚的人，久旷和期待的时间太长，倒也是不相宜的，对常人如此，对这种例子尤其如此，同时，一切太用力的心理活动和情绪上的焦虑也是犯忌的。在这种地方，一个明慧和能随机应变的妻子是医师的最好的副手。卢梭的经验在这方面就供给我们一个很好的例子。卢梭是个神经过敏和极容易引起兴奋状态的男子；他的一般情绪是一触即发的，而他的性冲动也反映着这种高度的神经易感。要是对象是个娼妓，或是个他能感到热恋的女子，他是不能

完成交接行为的。但是他和泰蕾丝（Thérèse）[1]相处既久，既维持着一个宁静的伴侣生活，他似乎并不萎缩，并且，要是他在《忏悔录》里所自信与自述的种种确乎是事实的话，他还生了许多的儿女咧。对于这一类易感而易于兴奋的例子，凡属可以和缓或轻减这种易感性的事物都是有用的。寻常一个男子，在久旷之后而有交接的机会时，第一次的亢进与射精作用也许不免提得太早，但第二次交接的结果即便恢复了常态，至于第一次与第二次间的距离，少的不到半小时，多的可以延缓到好几天，那就要看各人性的方面的气质了。久旷则易感，易感则不免射精过早，常人如此，萎缩的人更不免如此，道理原是一条。我们在这里不妨再进一些劝告，性交的尝试，最好不要在夜间就枕的时候，而在已经有一度睡眠与休息之后，或在清晨已醒未起之际，据一部分专家的意见，以为就大多数萎缩的例子而言，清晨实是最适宜的交接时间。凡属萎缩的例子诚能留心到这些细节，同时又能涵养些精神上的谧静和注意到一般身心上的合理的调摄，相当满意的结果是可以有的。

上文的讨论表示性能的薄弱或欠缺大部分是一个个人与社会适应的问题。就大多数例子而言，假定一个青年，从小和异性的人始终维持一个自然与健全的关系，到了结婚的时候，如果对方人品相当，要取得和谐的好合，是不会成问题或发生很大困难的，见了可爱的异性以后，上文所提的那种神经性的恐怖、那种事先的畏俱或临事表面上虽急色而实际上却萎缩的一类的状态也

[1] 见卢梭自著《新爱洛伊丝》。

就不至于发生。我刚才说性能萎缩大部分是对社会生活适应得不完全的一个表示，我以为这不是徒托空言，而是有相当理由的。我们当然不能忘记那些先天的因素，例如，同性恋的倾向之类；我们也未尝不顾到体格上或结构上的弱点或缺陷，这些，要有的话，是不能不请教外科医生的。但是一个有见识的外科医生自己就承认，他把他的一部分责任尽了以后，心理学家和精神治疗学家应尽的责任正还不少咧。

我们也有理由可以相信性冲动虽因人而有强弱，但总不会弱到一个完全不能表现的地步，即在最弱的人，遇有良好的机缘，也总可以有几分表现。克拉夫特-埃平承认性能完全缺乏的例子虽属极少，却是有的，但他自己并没有提出亲自观察到的例证来，他所提出的只是两个不完全的例子，一是迪索尔（Dusaulle）所研究的，一是哈蒙德的，前者始终能遗精，后者甚至偶然还有暂时勃起的能力。这一类例子的性感觉无疑是极薄弱的，但既有遗精或勃起一类的表示，就不能算做性能完全缺乏的例证了。

女子方面是否真有性能完全缺乏的例子，也是一样可以怀疑的。女子中性能薄弱的例子或普通所谓阴冷的例子，特别多是不成问题的；有人曾经加以估计，认为几乎多到70%，这种估计究属是用什么方法，我却不知道了。这一类夸大的数字当然是要不得的。汉密尔顿医师在他的研究里，在一百个正常的已婚妇女中，真正阴冷而始终不曾有过性感觉的例子，他只找到一个；至于只能接受自动恋与同性恋的刺激的例子，虽也有几个，但为数也不多。狄更生的《一千件婚姻的研究》里有很长的一章讨论到这问题，狄氏认为“阴冷”不能看做一个固定的状态，也不能算做一个确切的先天的品性。阴冷的成因是不一而足，体格、性情、教育、习惯（包括知识缺乏和自动恋的种种习惯在内）以至丈夫的知识能力不足等等，都有关系。狄氏又认为最一贯“阴冷”的女子是那些有自动恋习惯的女子；不过，严格说来，自动恋的女子是一点也不阴冷的，只要性刺激对她们的胃口，她们的感觉和反应是再敏捷没有的。

许多女子的所以被认为“阴冷”，主要的原因并不在她们自己身上，而在男子身上。上文已经再三说过，在男子方面，性冲动的发展是趋向于自动与主动的一途，好像是不靠什么外力似的；在女子则不然，无论性冲动的潜在能力是如何强大，在潜意识里的地位是如何重要，它的活跃的表现是要靠外力引逗出来的。在我们的社会里，就正常的情形而言，这外力就是丈夫的功能与功夫了。妻子的性生活的教育，是丈夫的一种责任；要教妻子有性的要求，要教这种要求成为她的自觉的欲望，只有丈夫做得到。[1]如果因为知识不足，或成见太深，或过于操切，或不善体贴，做丈夫的不能完成他的自然的任务，做他的妻子的，尽管身心两方面全无缺陷，也可以被认为“阴冷”一流。在近代以前，在很长的一个时代里，一切性知识既在所必禁，也被认为不登大雅之堂，又何怪乎一大部分男子不能成为热情的丈夫，而一大部分女子不免被认为属于“阴冷”一类，有如不波的古井呢？

---

[1] 若就中国坊间流行的性爱小说中求一个例，则最好的无过于《肉蒲团》中的主角未央生对他的妻子所用的功夫。

到了最近，我们才渐渐从这时代里解放出来，也正因为我们去那时代不远，所以“阴冷”的女子至今还是那么多。

在我们的文明状况下，女子容易发生貌似阴冷的状态，根据上文的讨论，可见是有许多理由的。我们的社会情形，名为文明，一般男女在性的题目上，却是充满着茫昧无知、浑浑噩噩的状态，又加上一般教育的不得其当，性态度的假仁假义，酸腐不堪，同时，性关系开始的年龄又复展缓到无可再缓，许多女子不免于阴冷的判断，也就无怪其然了。不过若说绝对的性能缺乏或性感缺乏在女子中是个普通的现象，那我们必须记得，在女子方面，这问题要比男子方面困难与复杂得多，轻易下什么断语是危险的。还有一层，在女子的性生活里，我们更需辨别一点，就是性欲和性交时的快感往往是两件事。在有的女子，也许有其一而无其二，即使两者俱无，我们也不便断然说她是一个性能完全缺乏的例子。汉密尔顿医师的研究里，有一点也许是很有意义的，就是，有很大一部分女子（55%），色情亢进的能力虽薄弱，却自己承认性欲的强烈要在一般女子的水平以上。另有一些女子，虽然嫁过好几次，和好几个男子发生过接触，虽始终表示着阴冷的状态，但到了最后，也许已到中年的后期，性冲动才开始活跃起来。即使性冲动的活跃始终不在性交的时候发生，它也往往可以在别的时候用别的方式表示出来，或成为种种歧变的活动，或假手于其他比较在边缘的发欲带而取得满足；在女子身上，发欲带比男子要多得多，并且接受刺激的能力要大得多，这是以前早就讨论过的。

总之，要肯定女子有性能缺乏的存在，比在男子身上作同样的肯定要困难得多。假如我们遇到貌似阴冷的特殊例子，我们只能说，我们还没有能发见这个女子所由表现她的冲动的方式，或目前虽无表现的方式，将来或许有，那就得留待将来再说了。阿德雷是一向笃信性感缺乏是女子中常有的现象，但当他想提出一个最确切的例证来的时候，要提出一个真正的“冰一般的女子”（femme de glace）或“在心理上纯粹缺乏性感”的女子时，他却只能在故纸堆中找寻出一个，而这个例子是在他自己出世以前已经作古了一百多年，并且除了文学的记载外更无丝毫医学记录以资对证的一个，那就是大名鼎鼎的华伦夫人（Madame de Warens）。并且他所依据的只是卢梭在《忏悔录》里的一段笔墨，而我们知道卢梭只不过是一个善于设词的文学家，其记述未必可靠，同时，即以情人的地位来观察，卢梭的才具也颇有问题，即卢梭根本不是一个富有性经验的情人；更可异的是阿氏根本没有看到华伦先生自己对他的夫人的一些记载，他说她是有歇斯底里的神经病态的。而自性心理学发达以后，我们知道这种病态是容易引起性冲动的种种诡谲的变相表现的，如果一个例子没有精细的医学记录，这些微妙的变化便根本无从究诘。总之，这一类的例子是很难置信的，我们必须寻根究底以后，方才可以接受。我根本怀疑“冰一般的女子”的存在，不但当代没有，怕从来就不曾有过。

上文讨论的是性能不足的一端，下文对性感过敏的又一端也要约略说一说。在目前文明状况下，男女性感过敏的存在，比性能不足更要普通一些，而其大部分的原因也就由于文明的生活情境。这种情境一面增加性的刺激，而一面对于性的冲动，却又多方阻挠，不让它有适当的表现。在寻常求爱的过程里，少许的性感过敏原有它的地位的；在动物中，性感过敏的表现是一种极度的兴奋和躁动，其在人类，此种兴奋在表面上往往取一个比较静止的方式，而成为对于对方才貌的朝思暮想、魂牵梦萦。在绝欲或久旷的状态下，性感过敏也时常可以发生，普通和性生活不很相干或很不相干的事物到此也可以成为性的刺激。但若性感过敏到一个程度，以致随时可以发生反应或反应的倾向，那就成为一种变态，而是和神经病态多少有些关联了。

但性感过敏和性能强大并不是一回事。性能异常强大的人，或贝内迪克特（Benedikt）所称的“性的运动家”，或“性的健将”，在性感上是并不过敏的；力量的表现需要事前的宁静，而在性感过敏的人是享受不到宁静的。性感过敏的人若有性能强大的表现，那只是一个形似，虽往往足以教本人自信为性的健将一流，但明眼人自能辨识；性的过敏是孱弱的表示，不是强健的表示。

变态的性的过敏可以在春机发陈前表现，也可以在老年的时候发生。在上文所已讨论的各种歧变里，它或许也是个很重要的成分；必须一方面有接受不寻常的性刺激的力量，一方面又有相当敏感的程度，一种歧变的方式才有成立的可能。上文说过，在性感过敏的状态下，任何和异性对象有关的事物，甚至和性的事物至多只有一些形似或比类关系的事物也可以引起性的联想和激发性的情感。身体的任何部分，并不是穿在身上的衣服；任何比较特殊的姿态，也许和性的题目全不相干的姿态；动物的媾和以至于昆虫的交尾；[1]寻常至多不过是一些浮动的象征，过眼便尔忘却的，到此不但都成为象征，并且都具体化而变为可以留恋的刺激了。在这种广泛的性感过敏的状态里，一个人对于刺激是无所谓选择的，几乎一切都是刺激，而一切刺激都有提示或暗示的力量。有了这广泛的过敏状态做基础，做土壤，各种特殊的物恋现象就可以分别地生根茁长；[2]物恋现象的发生虽大率不由此路，但这也未始不是路径之一。我们在这里更不妨提一笔，性感过敏也可以有变相的表现，或假扮得叫一般人看不出来，甚至于连本人都感觉不到。上文说过的性的寒酸，或性的假仁假义，就是此种扮相的性感过敏。对性事物的畸形的恐怖或憎恶以及畸形的爱好，同样是建筑在过敏状态上的。[3]

变态的性感过敏往往和神经病态有联带关系，但不一定是癫狂的表示；过敏的状态是可以约束的，可以掩饰的，即多

[1] 《西厢记》“怨黄莺作对，恨粉蝶儿成双”二话，最足以代表这种心理。

[2] 近人郭沫若氏说《西厢记》的主角张生有足恋（郭氏称为拜足狂）的表示，我们读霭氏这一段议论，可知在当时张生所处的情境里，这种性感过敏的表示真是大有可能。《西厢记》一书不无性心理学的价值，亦从此可见。但张生未必是一个经常患有足恋的人。

[3] 意大利社会思想家帕雷托（Vilfredo Pareto）发挥行为动因之说（theory of residues），说甲乙两人的言词举措虽有不同，甚或完全相反，而其言行的动因也许是同样的一个。例如一个淫荡的人，开口闭口，总说些秽亵的话，而一个持禁欲主义的道学家则不遣余力地反对一切性的言动，认为凡属性的言动总是龌龊的或有罪孽的，甚至于专找这种言动来做他的抨击的对象——这两个人的动因只是一个，性的饥饿！这和霭氏的议论正可以彼此发明。根据性感过敏的理论，可知从事于“淫业”的人，和从事于“戒淫事业”的人，可能是一丘之貉。而后一种人的过敏的嫌疑更是来得大，因为经济的理由不能假托，而道德的理由可以假托。

少是可以受意志的控制的。但在极端的例子里，冲动的力量和筋肉活动的力量，也可以大到一个不能控制的程度。在这种情形下，就可以成为一种病态，在男子叫“嬲狂”或“求雌癖”（satyriasis），在女子叫“花旋风”或“慕男狂”（nymphomania）。[1]

第八节　贞节

霭氏对“贞节”一题，别有更详尽的讨论，见《贞节的功用》一文，《研究录》第六辑第五章。

“贞节”一词，原文为chastity，今酌译为贞节，贞是对人而言，节是对一己性欲而言。贞有恒久之义，即《易》所称“恒其德贞”，亦不无从一而终之义，所谓从一之一，可以专指配偶的另一方，也可以共指配偶与和此配偶所共同生、养、教的子女。寡妇鳏夫，或追怀的旧时情爱，或于夫妇情爱之外，更顾虑到子女的少所依恃，因而不再婚嫁的，根据上文的说法，都可以叫作贞。前代所称的贞女，其所根据既完全为外铄的礼教，而不是发自内心的情爱，是一种由外强制的绝欲状态，而不是自我裁决的德操，我们依据上文的了解，也就不敢苟同了。明代归有光以女子未嫁守贞为非礼，大抵也用此立场。后儒非难归氏的往往就情爱一层加以曲解，认为男女虽未觌面，而其实情感已通。例如清朱彝尊在《原贞》一文中说：“夫妇之道，守之以恒，而始之以感。夫男女异室，无异火泽之相睽，自将之以行媒之言，信之以父母之命，委之以禽，纳之以纯帛，则犹山泽之通气，其感兴之理已深。故曰，男女睽而其志通也，因其所感，不以死生异其志，乃所谓恒其德也。”此种议论，我们在今日看来，总觉有几分曲解，有几分玄妙，除了成全一个传统的礼教的教条而外，别无更重大的意义。

不过女子已嫁守贞，即以前所称的守节，无论有无子女，只要本人自审有自守的能力，而完全出诸自愿，我们是可以赞同的。即已婚而丧妻的男子，果

[1]　“嬲狂”一词是译者造作的，“花旋风”一词则不无来历，详见上文424页注[2]。

能守贞不再婚娶，我们也正复可以佩服他勇于自制的毅力。

译名中的“节”字是对一己而言的。节的本义，就物用而言，是有分寸的享受；就情欲而言，是有分寸的抒展。所以“节”字的适用，就本义说，也是就应有的意义说，是不应限于寡妇鳏夫一类的人的，甚至于不应限于已婚而有寻常的性生活的人。凡属有性冲动而不能不受刺激不作反应的人，自未婚的青年以至性能已趋衰落的老年，都应知所裁节。裁节是健全生活第一大原则，初不仅性生活的一方面为然。

总之，我们在这里所了解的贞和节，是和前人所了解的很有不同的。一个已寡的女子，假定自审不能苦守，即不能有贞的德操，而毅然决然的再醮，使性的生活依然有一个比较有规律的归宿，我们依照我们的了解，还可以承认她是一个知所裁节的人。

上文解释“贞节”二字，“节”字的意义在霭氏原文中已有明白的发挥，“贞”字的一部分却是译者参酌了中国的情形以后面提出的一些补充。译者对于西方文物的介绍，一向认为介绍只是初步而未必切于实际的工作，我们必须使介绍的事物和中国原有而同属一类的事物之间，发生一些会通的关系，补正的功能，才算尽了介绍的能事。好比下一颗种子，只是把种子拿了来，撒在地上，当然是不够的。译者把“贞节”二字作为chastity的译名，而一定要把贞和节并提，便根据这个认识。——译者注

我们在上文讨论过绝欲的问题。我们谈到绝欲，我们心里想到的是一个消极的状态；只是把一个自然的冲动抑制下去，当然是消极的。这种抑制自有其动机，而动机又自有其外铄的因缘，而此种因缘往往是卑之无甚高论，不但和冲动很不相干，而且完全和冲动作对。绝欲往往有害，原因即在于此。绝欲本身决不是一种德操，固然我们也承认造成绝欲的一部分动机也许是一些德操，或与德操有关系的事物。法国作家福楼拜（Flaubert）有一次写给法国女作家乔治·桑（George Sand）的信里，很有趣地讨论到这一点，他说绝欲的努力是好的，但绝欲本身不是。我们如今要讨论的贞节，却不能和绝欲同日而语了。

贞节可以有绝欲的成分，但不一定包括绝欲。贞节这个名

词，在一般人的用法里，常有时和绝欲相混，那就不免小看了贞节，是很不相宜的。贞节可以有一个界说，就是在性领域里的自我制裁。换言之，贞节的人有时可以绝欲，但有时也可以适度地施展他的情欲，紧要之点，是要在身心两方面对性冲动有一个熟虑与和谐的运用，而把这种运用认做生活的一大原则。我们有此了解，就可知贞节不是一个消极的状态，而是一个积极的德操。有一次我从旁听见一个十四五岁的女童责备一个差不多同样年纪的男童，说他太贪吃，她说："你从来没有懂得自我节制！"男童说："这是不必要的。"女童说："你并不需要节制，不错，但能节制要比不能节制好些。"我认为这女童将来长大以后，一定很容易了解什么是贞节。贞节是情欲有分寸、享用有分寸的一种表示，这个一般的节制或有分寸的原则英文叫作temperance，[1]而古希腊人叫作sophrosyne，[2]性欲的有裁节，就是贞节。

贞节之所以为德操是不受任何信仰与宗教的限制的。固然我们承认，在全世界许多地方，宗教对于性欲总有一些制裁的力量。换言之，从宗教的立场看来，性的活动只应在相当规定的范围以内，超出了这种范围，便成罪孽。一切宗教社会，无

---

[1]　节制与禁止不同，英文中temperance一词是节制，不是禁止。西洋禁酒的团体往往自称为Temperance Society，而中国同类的团体也采用"节制协会"一类的名义，实在是名实不相符的。

[2]　中国文字源流中"节"字和其他联系的字的由来是极有趣味的。详见《说文》家对㔾、皀、即、艮、节、洓、哘、栉、卪、卵、巽、選、頭、孱各字的解释。"节"字之用途甚广，竹木之节、人身的关节，时季的节气、音乐的节奏，适度称节，标准也称节——要都脱不了分寸的意义。

论其为基督教的或其他宗教的，不能不有此种态度与规定，是很容易了解的。不过我们若把宗教搁过一边，而完全就社会以至于人性的立场说话，[1]贞节也始终是一个德操，以前如此，现在还是如此。

在世界各地的野蛮人中，幼童可以很自由的在性的方面做些游戏，甚至于实行一些性的活动。这证明在这种民族里，抽象的、凌空的性活动的禁止是不存在的。不过，一到春机发陈的年龄，即在我们所认为的原始人的眼光看来，一种新的对于性的态度也就似乎成为必要：这态度就是一个制裁的态度。在有了一些文化的民族里，种种对于性活动的限制的规条就很普通了，这种种限制也许和基督教对于未婚犯奸（fornication）与已婚犯奸（adultery）等等的限制不同其旨趣，但其为限制则一。大体说来，这种种限制对于性的价值的提高、性的尊严的维护，都有几分帮助；有的限制目的在避免有害的性活动，有的在规定有利的性活动，有的则把性活动和民族相传为神圣的节气或仪式联系起来，所谓有利有害当然得用他们的眼光来看，但客观说来，大致也是不错的。这一类的制裁，这一类经过调节后而认为可以趋利避害的性活动，我们可以很正当地叫做贞节，并且这种贞节可以认为是初民生活机构里一个很中坚与有机的部分。民族文化不论高低，大抵总有一大串所以直接或间接维护贞节的惯例，往往有很离奇的，但即就这种离奇的

[1] 中国的儒家起初用的就是这样一个立场，佛教东来而后，一部分的儒家受了佛教的影响，局面始为之一变。

惯例而论，其目的也无非是在增加性生活的庄严性，所以不但可以得到大众的拥护，并且可以历久而不敝，成为文化传统的一部分。英国人类学家克劳莱（Crawley）说得好，在我们看来，这种惯例尽管离奇，“但至少从初民社会学的立场而言，它们是和生物学的事实相和合的，并且这种和合的程度是很深的，同时，这种惯例也有许多传说的解释，表面上这些解释似乎也很不相干，但事实上它们对于初民富有弹性的神经系统也帮了不少忙，使初民的生活可以日臻于能克己、有理性，而无论于个人或于社会，都可以在事业上多取得有效的成绩。”克氏随后又说：“但若这种惯例太走极端，一种分崩离析的趋势也在所难免；不过，就大势说，它们的目的是一个节制的目的，经过许多试验之后，试验，不用说，总是很迂缓的，他们终于很有把握地到达了这个目的；这种原始而自然的贞节既然是几经试验，才发展完成，也正富有它的科学的价值；这初元的贞节便是人类性生活史的起点。”[1]及[2]

克氏所讨论的这一层，到了文化比较发达以后，常常有转趋暗晦的形势，而其原因就在上文所提的走极端那一点，也就是宗教的信条和社会的习俗往往把贞节的概念看得过于绝对，在最近几百年的西洋文明里，这一层便有很好的例证。贞节一旦变相而

---

[1] 见克氏所著《贞节》一文，载在黑廷斯（Hastings）所编《宗教与伦理的百科全书》（*Encyclopaedia of Religion and Ethics*）。

[2] 关于单纯民俗的比较贞节的生活，近年来可供参考的书目较多，例如：
米德女士（Margaret Mead）：《新几尼亚人的长大》。
麦林诺夫斯基（Malinowski）：《野蛮社会中的性与抵制》。

成强制的绝欲以后，它就成为不自然的了，也就不成其为一种德操，并且也不再有什么实际的效用。贞节的根本性质也就无形消灭。到此境地，不明原委的人便转以贞节为“不自然的”或违反自然的行为，从而加以贬斥，并且认为它是陈腐的宗教信条以及衰弱的政治统治的一个附带的条件，应该和这种信条和政治同其命运。这真可以说是冤极了。因为一般人有这种不明原委的看法，所以到了近代，在西洋社会里，这种不自然的性的藩篱一旦撤除或破败以后，许多人的性活动便往往走上另一极端，不但把纵欲和乱交看做一个理想，并且真把这种理想见诸行事；他们不了解这样一个极端是一样的不自然，一样的要不得。[1]

贞节是一个平衡的状态，禁欲和纵欲是两个动荡而各走极端的状态，平衡状态一旦转入动荡状态以后，要再恢复是需要相当的时日的，因为像钟摆一样，既摆到了东，便不能不摆到西，这其间有自然的物理的限制。[2]这种困难我们在近年的苏维埃俄国就可以看得很清楚。在帝俄时代，在表面上，习俗对于性活动的限制是很多而很严的，在底子里，纵欲败度的行为也正复不少，这两种相反的倾向自各有其反应。革命以后，性活动是解放了，而此种解放大部分趋于纵欲一途。目前（1933）

---

[1] 霭氏这一段很精刻的议论，不但适用于西洋，也很适用于中国。从主张性的中和论的初期的儒教影响，中经主张寡欲与维持礼教的道学家以至于禁欲的佛家与一部分道家的影响，最后到达晚近“打倒孔家店”与推翻礼教的主张，所历的三段过程，和霭氏所说的，方式虽微有不同，程度上虽也有差别，但原则上是完全一样的。

[2] 参看译者所作《性与人生》一文，《优生月刊》第二卷，青年协会书局。

离开革命已快二十年，但这种放纵的趋势还很有人感到需要，特别是那些把节制看做资产阶级陈腐德操的人。但主要的趋势总是对于纵欲的反动。因此，共产党员因私人性行为不检而被开除党籍的，近年来也不在少数，也许并不少于因政治行为有所干犯而被清除的分子。目前俄国这种情形很像十八世纪加尔文宗（calvinism）统治下的日内瓦的情形，因为俄国的马克思主义的板执与严厉根本上和加尔文教义很相像。在苏俄，有人说："谑浪、乱交、淫荡、强奸（也许包括短期中连续不止一次的离婚再婚在内）等等是受人厌恶的，犯者不免被开除出党，因为这一类行为是违背党的社会的目的的。"

这种动荡的状态虽属不幸，却不应教我们忘记平衡状态中的贞节；它终究是一个值得怀抱的德操。这一德操也是万不可少的，为了培植性功能的活力，我们少不得它。为了维护做人的庄严，我们也不能没有它。此外，对于可以增进幸福的恋爱的艺术，它也正复是一个很大的要素，所谓恋爱的艺术，有人下过一个界说，就是"用双手来和性的事物接触的艺术，而这双手同时并不忘记它们对生命的一切细微目的也同样有追求与范制的工巧能力"。

第九节　经绝[1]

在婚姻的过程里，月经止绝或经绝（menopause）是富有心理意义的一个阶段；以前关于这种意义的看法也许是过分了些，

[1] 关于本节内容，霭氏以前并未有过有系统的讨论。

但重大意义的存在，终究是个事实。我提到这一点的缘故，是因为最近的趋势又不免把这种意义看得太轻。许多医学界的妇女如今常说，把这年龄里的种种病痛推源到月经止绝上去，是人们的一种"怪癖"，就她们行医的实际经验而论，真正因缘于经绝的症象是极难得发见的。这又未免把经绝的重要过于小看了。

经绝确乎是富于心理意义的，直接对妇女本人或间接对家庭生活与社会生活，都不容我们忽视。经绝是妇女生殖期的终点，好比春机发陈是生殖期的起点一样，起点可以成问题，终点也同样可以成问题，因为都是一种关口。

经绝，在英文里，一称climacteric，有交逢关口的意思，[1]又称生命的变迁（Change of life），是性与生殖系统的一个退化时期，其发生的年龄往往因人而有很大的不同，最早的35岁，最迟的55岁，普通的年龄则为45至50岁之间，大抵少则2年，多则3年，便可以完全止绝。它和内分泌功能的变迁以及自动神经系统的变动，都有联带的关系，而其所引起的结果，则为情绪方面、动脉血管方面以及神经方面的种种症象，其中最叫人感觉不快的是心跳、升火等。这些症象与其说是由于血压的增高，毋宁说是由于血压高低的动荡不定。好久以前，马拉尼昂就提出过一个"多腺说"（pluri-glandular theory）来

[1] 霭氏原注：menopause和 climaeteric两个字有时候也有不同的用途，前者指月经停止，后者指卵细胞成熟与发出作用（ovulation）的停止。译者按：月经与发卵两种作用一向以为是同进止的，就一般情形而言，这是对的，但也有例外。上文452页注[1]所引《真珠船》说"胚胎之结亦有不假天癸者"，在事理上是很可能的。

解释经绝的由来，据他看来，最有基本关系的是卵巢、甲状腺（一称盾状腺）和肾上腺，其次是脑下垂腺；这些起了变化，月经也就随而发生变化。[1]菲茨吉本（Fitz Gibbon）另有一个说法，他认为女子到此年龄，生殖器官便会自动退化萎缩，经绝便是这种退化的一部分，而退化之际又不免发出一种毒素，上文所述升火以致面红耳赤一类的症象便是毒素流行的结果，所以在比较严重的例子里，若把子宫割除，这一类的症象就可以随而消灭。不过我们知道有些女子，早年因病把子宫割除以后，这一类的症象到此依然可以很显著地发生，所以菲氏这个说法至也是很可怀疑的。

在经绝的时期里，身心两方面轻微的变动或扰乱总是有的，但就许多妇女而言，甚至即就一部分神经不很稳健的女子而言，她们全都可以安全地渡过，不会经历很严重的困难。只有少数女子在身心两方面会感受到一些不可支持的虚弱而非静养不可。

在精神方面，有一种影响倒是很实在而不可避免的；人人怕老年的来临，妇女也许特别怕，并且总想教它展缓，如今经绝的时期到了，生命的变迁开始了，她的壮年行将结束——这种不由她不认识的事实不免在精神上留下一个很深刻的印象。同时，生殖生活的结束好像也就是全部性生活的结束，固然在事实上并非如此，我们在上文已经谈到过。女子到此，更不免大吃一惊地发见，她毕生最主要的一个阶段是像日落西山一般快要结束了。有的女子，自制的力量比较差，不甘心的感受比较深，会不自觉地

[1] 见马氏所著关于《经绝》（*The Climacteri*）一书。

突然增加她的性活动的范围与努力，甚至于主动地弃旧迎新，与别的男子发生关系。即在未婚的女子，一向循规蹈矩、深畏人言的，到此有时也会发生同类的行为；不过这种女子神经的不稳健大抵要在一般女子之上，否则不至于此。这一类的表现是很多人都知道的，但在一般人的闲话资料里，又不免言之过甚；其实有这种表现的女子终究是不多的。

不过我们还得承认月经止绝的时期里，性心理的生活有时是可以发生各种扰乱的，特别是性欲的畸形强烈，就是上文所已暗示的生殖之火的一次回光返照，或许还要添上一些别的心理品性，如同性情古怪、多疑虑、好猜忌等，有时性欲的表现又不免突然走上歧变的路。在已婚的女子，这一种情形往往更见得严重，因为她的丈夫的性的能力，到此也不免因年龄关系而日就衰退，同时，因为结婚既久，彼此的情感关系已趋于和平淡泊的一流，要男子鼓起余勇，来响应妻子的强烈的性欲，是很不容易的。因此，这一种欲力便不免别寻发展的途径，或许转而表现为嫉妒的方式。所以当此时期，不但生理方面可以有种种痛苦与困难，在心理方面，许多不近人情的品性也不免应运而生。不过如果这一类身心两方面的品性转趋显著，无论显著到何种程度，我们应当知道，它们是和经绝没有直接的因果关系的，直接的原因，还在本人的气质里原有此种种特点潜伏在内，到了经绝时期，才乘机窃发罢了。

我们更需认识清楚，在经绝时期里，不但上文所说的种种症象和经绝没有根本内在的联带关系，到时候非发出来不可，并且女子到此年龄，事实上还有不少补偿的优点。菲尔丁（W.J.Fielding）

说过："对于无数的妇女，经绝是成就事业的一个黄金时代的开始。同时，只要先天的遗传良好，后天的生活正常，妇女到此年龄也不会失掉她的姿色风韵，至少我们找不出什么非失落不可的理由来，实际上，有许多妇女在50岁时反而比她在25岁时要见得美；如果她们的人格，随年龄经验的增进而日趋开拓丰满，她们到了60岁时，或许比30岁时更要见得风神逸秀。"[1]

霍甫施塔埃特（Hofstaetter）说，在这个时期里，女子不但在体格方面表现一些男性的特征，并且"在习惯与思路方面也表现很可以教人惊怪的近乎男性的种种品性，如条理清楚、见地客观、对公道与正义一类的抽象概念的了解容忍的态度、经济的能力、一般社会与政治的兴趣等等"。我以为我们尽可以承认这些是经绝以后女子可能有的心理品性，但我们并没有把它们看做男性特征的必要。它们都是一些和性别无关的品性，很多人虽以为寻常男子中表现这种品性的人要比女子为多，但事实也未必如此。但经绝以后既有这种种心理特征的表现，我们可以说，许多配偶的共同生活一定要到这个时期，才算最后完成，才可以看做十分美满与和谐的一种关系，这种关系尽管在表面上看去好像只是一种兄妹或姊弟式的关系，其为美满与和谐则一。妇女到此年龄，理智的活动会比以前增加，这一层也是无疑的；在事实上，许多有名望的妇女是在生殖时期过去以后才开始她们的事业上的活动的。这种理智的兴趣或事业的活动能力，若不在一般社会生活里表现出来，就会在家庭里找到用武之地，因此，有的妇女于

[1] 见菲氏所著《性与恋爱生活》一书。

子女的发育，不免干涉过甚，特别是对已经长成而家居未婚的女儿，这样，做子女的就不免很吃亏了；[1]后辈如果遇到这种母亲或祖母，一种坚决而不伤和气的反抗是很必要的；不伤和气的反抗大抵不至于引起家庭任何一方的痛苦，但若痛苦势在难免，那么，与其教小辈受苦，毋宁让老辈吃亏。不过在有见识的老辈，处此境地，一面对后辈往往既能尽量爱护，一面也会把母性本能的力量解放出来，而施之于更广大的社会与事业上去。[2]

男子的生命里有没有一个约略相当于经绝的时期呢？这到如今还是一个争辩的问题。要有的话，这时期一定没有女子的那样清切可指。因为我们知道，精液分泌的功能是没有一个确定的最后年龄的，有的男子到了耄耋之年还能分泌精液，记载所及，有一个103岁的男子还有这种功能。不过有的男子，到了生命的某一个时期里也会突然感到一个转变，而在精神上引起一些烦扰。孟德尔（Kurt Mendel）是最早教我们注意到这一点的人，从此以后，很多人却认为这种转变是相当于女子经绝的一个现象；但也有不承认的，例如克拉夫特-埃平和一部分别的

---

[1] 霭氏这一点观察是很深刻的，如果在西洋比较范围小的家庭里犹不免有此种现象，中国式的大家庭的不能没有此种现象是可想而知的了。在中国的大家庭里，青年人所受的痛苦总有很大的一部分要归咎到祖母或母亲在经绝时期所表示的特殊心理。

[2] 曾经做过罗素（Bertrand Russell）夫人的布莱克女士（Miss Black）主张过，女子在婚姻以后，最初十年或十五年作为生养与教育子女的时期，过此便是从事职业的时期。这一类妇女生活分期的主张可见是可以有生理与心理的根据的（参看译者所作霭氏《性的道德》一文的译本的序言，第5页）。最近西洋有人著一书名《事业前程在四十岁以后》（*Careers after Forty*）。译者尚未见其书，但就书题顾名思义，大约也是根据了这种心理认识写的。

专家。不过就在古代，大家在男子的生命里也公认有一个“大关口”（grand climacteric），而其交逢的年龄是63岁。[1]这所谓关口的说法倒也不错，因为我们决不能说男子也有一个经绝的时期。马拉尼昂也见到这一点，替它另起了一个意思差不多的名词，就是“危机的年龄”（critical age），承认它是个人有机演化里的一个阶段，其中心现象是生殖生活的减少以至于消灭，不过这只是中心现象，而非轴心现象，是一个关口，而非一个枢纽，个人生命的演化只是经历着它，而不绕着它走，它是以前演化的果，而不是以后演化的因；所谓不是轴心，就是这个意思。个人的生命推演到这个年龄，生殖功能是退化了，同时，神经和内分泌腺的联络反应也起了变迁，这便是所谓危机的年龄的生物基础了。沃克（Kenneth Walker）把这个年龄约略放在55岁到60岁之间，[2]托雷克（Max Thorek）认为这年龄比女子的经绝年龄要迟7年到10年，[3]兰金（Rankin）把它放在57岁与63岁之间，马库斯（Max Marcuse）则在45岁与55岁之间，但认为最早的可以在40岁。我可以说还有比40岁更早的例子，有不少人在38岁前后就感到这个年龄的来临。男子到此，自己会突然发觉他的能力的扩展时期已经终

[1] 此与中国人从前的了解可以说完全相同，中医“八八六十四精绝”之说正相当于西洋63岁的大关口。西洋人算年龄是算足的，所以西洋的63岁等于我们的64岁。人类真正的经验大抵是相同的，初无分古今中外，特别是生理方面的经验，这也是很现成的一例了。

[2] 见沃氏所著文《男性关口年龄的一些意外的遭遇》，载《不列颠医学杂志》，1932年1月9日。

[3] 见托氏所著《人类的睾丸》一书。

结，从此就不免日趋衰退，一般的能力如此，性的能力自亦不成例外；这种发觉当然是不舒服的；到此，发虽未白，齿虽未落，而所谓“垂垂老矣”的厌倦心理不免油然而生。能力衰退与此种衰退的发觉是很有一些不良影响的，一种所谓“不服老”的心理，在一般性格方面，可以表现为妄自尊大、自私自利、缺乏同情、待人粗犷等等的品性，而在性生活方面，好比上文所说女子在经绝时期所表现的那样，也可以像火山一般有一些突然喷发的现象；这些性格上的变迁，大体上是有好处的，就是它们对于风烛残年，总可以加上几分自卫的力量，老人所切忌的是强烈的情绪作用，而这些品性是和这种作用背道而驰的，即有了这种品性，青年人和壮年人所表现的情绪作用便不需要了。不过它们也可以引发许多问题，而这些性格的会同表现，包括性冲动的突发与不容自制、私利心之多与同情心之少等等，其所引起的问题，不免更见得严重，而成为各种变态的性行为，例如上文所已讨论的裸恋；对女童的特别爱好；又或转入同性恋一途而对男童发生兴趣，所谓“迟暮的同性恋”（retarded homosexuality）的就是。德国著名小说家托马斯·曼（Thomas Mann）在他那本《在威尼斯之死》（*Der Tod in Venedig*）里就拿这问题做题材，曼氏自己也说明著作的原意是在把病态男子的关口年龄描画出来，希尔虚弗尔德认为在未婚男子与已寡女子中，这种病态独多，而马库斯则以为凡是性能欠缺的男子特别容易表现这种病态。

男子到了关口的年龄或危机的年龄以后，心理品性的变迁自不止上文所叙的一些。从广处看，勇气的减少；一切行为的自积极趋于消极、自急进趋于恬退；在社会与政治的见解上，自革命的或改革的而趋于保守的一流；这一类到处认为是老年的特征的，我们也可以看做肇始于这一年龄。固然我们也承认，人老心不老的例外分子也还不太少。

总起来说，男子的生殖的生命既远不如女子的那么浓厚，所以男子的关口时期要比女子的经绝时期模糊得多，也比较无关宏旨。不过它依然可以引起一些轻微不健全的品性，相当于女子在同期内所发生的品性，例如烦躁、卑鄙、吝啬等等。但比较健全的也有，到了老年，一个人的人生观要比以前宽广、宁静，不过这其间所牵涉到的精神上的变迁，比起女子来，更见得是内在的，而不是外铄的，因为男子的生活一向既比女子为活跃，其外倾的性质也比较显著，到此情形一变，便不免更见得内倾了，而女子的则似乎相反。内在的品性与行为的方向既有此种转变，所以朗金说，这也许是“生命的一个新的租期”，是一种新生命的起始，在这种新生活里，即使活动减少了，志向与豪气改变了，人生哲学也经过一番折磨而归于淡泊宁静，也正富有它的好处。[1]

---

[1]　本节所引书外，尚有二书可供参考：

马夏尔（已见前）：《生殖的生理学》；加利根（W. Gallighan）：《女子的危机年龄》。

第七章　恋爱的艺术

第一节　性冲动与恋爱的关系[1]

我们对于“婚姻”可以有许多看法。如果就它的不加粉饰而抽象的基本方式看，并下一个界说的话，婚姻是“合法的同居关系”。在文明状况下，婚姻成为一国风俗或道德习惯（从它的基本要素看，道德其实就是习惯，就是风俗）的一部分，因而成为一种契约关系了；克里斯欣认为：“婚姻之所以为一种契约，不止是为了性关系的运用与维持，并且是为了经营一个真正的共同生活。所谓真正，指的是一方面既有经济与精神的条件做基础，而另一方面更有道德的（也就是社会的）责任与义务做堂构。”不过从进入婚姻关系的人的亲切的生活方面看，婚姻也是两个人因志同道合而自由选择的一个结合，其目的是在替恋爱的形形色色的表现，寻一个不受阻挠的用武之地。

“恋爱”是个很普通而悦耳的婉词，我们说到恋爱，我们大抵把性冲动的任何方式的表现包括在内。不用说，这是不确的。我们必须把“欲”和“爱”分别了看，欲只是生理的性冲动，而爱是性冲动和他种冲动的之和。

欲和爱的区别，是不容易用言辞来得到一个圆满的界说的。

---

[1]　关于恋爱的艺术，霭氏别有详细的讨论，见《研究录》第六辑第十一章和《恋爱与德操微言集》。

不过许多专家所已提出过的界说，我们多少可以接受，因为它们多少总可以把这种区别的一部分指出来。约略地说："恋爱是欲和友谊的一个综合，或者，完全从生理的立场看，我们可以跟着沃瑞尔说，恋爱是经由大脑中枢表现而出的性的本能。"又或，我们也可以响应哲学家康德（Kant）的说法，认为性冲动是有周期性的一种东西，所谓恋爱，就是我们借了想象的力量，把它从周期性里解放出来，而成为一种有绵续性的东西。菲斯特在《儿童的恋爱与其变态》（*Love in Children and Its Aberrations*）一书里，对于恋爱的界说，用很长的一章加以讨论，他最后所得到的界说是这样的："恋爱是一种吸引的情绪与自我屈服的感觉之和，其动机出乎一种需要，而其目的在获取可以满足这需要的一个对象。"这个界说是不能满意的，其他大多数的界说也大都如此。

发展到了极度的恋爱方式会成为一种完全无我而利他的冲动，不过这只是表面的看法，其实它的出发点还是一个有我的冲动，即使利他到一个程度以至于牺牲自我，这其间还是有自我满足的成分存在。[1]有若干专家，特别是弗洛伊德（在他的《导论演讲集》里），对于这有我的出发点曾再三地申说，但同时也承

---

[1] 这话是再对没有的。译者以前在别处讨论到过，前代中国人很大一部分的殉国或杀身成仁的行为是由于忠君爱国的情绪，也是一种爱，成仁的仁，不用说，也是根源于爱的情绪。爱国而至于殉身，不能不说是尽了自我牺牲的能事。然此类成仁的人，其动机之中，也多少总有一些保全名节的观念，读书人之于名节，好比寻常人之于身家财产，都是自我的一部分。名节何以要保全？因为它是名教纲常的一部分，固然有保全的价值，同时也因为它是我的名节，所以更有保全的必要。为保全名节而牺牲自我，其间一样的可以有自我满足的成分存在。不过和保全身家性命的自我满足相比，其价值自不可同日而语了。

认，到了后来，恋爱便和这出发点脱离。（弗氏同时在别的论文里说到“若就初元的情形而论，恋爱是有影恋的性质的”，比此说更进一步）把显然是性的成分撇开而言，弗氏和其他作家又都认为母亲是儿童的第一个真正的恋爱对象，但到了长大以后，除了那些有神经病态的人以外，这最早的对象会退隐到背景里去，因为别的恋爱对象很自然会日趋彰显，取而代之的缘故。[1]

总之，性冲动中占优势的成分是“有我的”，或“为我的”，但在发展成恋爱的过程里，同时也变为自觉的无我与利他的了。在自然而正常的情形下，这种利他的成分，即在性发育的最初的阶段里，就已经存在。就在动物中，若是一个动物只知有己而不知有对象，但知利己而不识体贴，求爱的努力亦不免归于失败，而交接的行为便无从实现。不过性发育有了进境以后，这利他的成分就成为意识的一部分而可以发展到很高的程度，甚至可以把利己的成分完全克制过去。[2]

恋爱的发展过程可以说是双重的。第一重的发展是由于性本能地向全身放射，经过宛转曲折的神经脉络，甚至特别绕了些远道，为的要使性领域以外的全身都得到这放射的影响，寻常性冲动一经激发，如果可以不受阻碍地得到它的目的，其过程大抵如

---

[1] 可参阅译者所著《冯小青》。

[2] 中国文字在这一点上很可以和这段讨论互相发明。《说文》中有“厶”字（今私字从此，且已取厶字而代之），八厶即为公，八就是分，把厶分配出去，或推广开去，就成为公，故公中不能完全没有厶的成分，而公的观念根本须从厶发展出来。男女的关系如此，一般人我的关系也复如此。这看法是最合理而健全的，有此看法，则西洋社会思想中“群己权界”一类的困难问题便根本不会发生。

此，否则又自当别论了。第二重的发展是由于性的冲动和其他性质多少相连的心理因素发生了混合。

性发育成熟以后，恋爱的发展又可以添上一些相连的情绪的成分，就是从亲子关系中所产生出来种各种情绪。女子到此，她的性爱便与因子女而唤起的恋爱与忍耐心理相混；而在男子，性爱中也会添上亲子之爱的成分，就是一种防护的情绪作用。所以，在婚姻制度成立以后，性爱也就成为社会结构的一部分；此种性爱的表现，就其最崇高的例子而论，是可以和创设宗教与创造艺术的各种冲动联系在一起的。在这一层上，女子似乎往往成为男子的先驱。法国人类学家勒图尔诺（Latourneau）告诉我们，在许多民族里，关于性爱的诗歌的创制，女子往往占领导的地位，有时对性爱的表示，不但处于领导的地位，并有骎骎乎霸的趋势。关于这一点，还有一些可供参证的事实，那就是，因性爱的动机而自杀的例子，在原始民族里，也以女子为独多。

不过我们也应当知道，在许多文明比较单纯的民族里，性欲的发展成为恋爱是很迟缓的，即在文明社会中，对于很大一部分人口，这种演变也是极粗浅的。这从语言上多少可以证明。天下到处都有“性欲”的概念，也到处都有表示这概念的语文；但是“恋爱”的概念便不普遍，而有许多语文里就没有这个词。不过恋爱的出现，倒也不一定完全随着文明的程度为进退。有时你满心指望着可以找到它，结果却是一大失望。有的地方你以为决不会找到它而结果找到了。即在动物中，性欲也很有几分“理想化”的程度，特别是在鸟类中；鸟类可以为了失偶的缘故，伤感到一个自我毁灭的境界，[1]可知这其间所牵涉到的决不止是一个单纯的性的本能，而是此种本能与其他生命的要素的一个综合，一个密切联系的综合，其密切的程度，即在文明最盛的人类中，也是可遇而不可求的。在有的未开化的民族中，我们似乎找不到什么基本的恋爱的概念，例如美洲印第安人中的纳化族人（Nahuas），就找不到什么基本的字眼；但在古代秘鲁人的语文中，我们可以发见差不多六百个和munay联系的词或词组，munay就是他们的“恋爱”的动词。

上文引的是人类学家勃林顿（Brinton）的观察；勃氏同时又提到，在有几种印第安人的语言里，代表恋爱的字眼又可以分成主要的四类：一是表白情绪的呼喊，只有声而无音的；二是表示相同或相似的字眼；三是代表媾和或结合的；四是坚决申明恋爱的心愿、欲望或相思的。勃氏又说：“这几种字眼所代表的概念和雅利安语言系统中大多数的恋爱的字眼所代表的是很一样的。”不过，有趣的是，雅利安语言系统中的各民族，对于性爱的概念，发展得实在很迟缓，而印第安人中的玛雅（Maya）一族，比起初期雅利安文化的各民族来，要前进得多，在它的语文中我们找到一个很基本的词，专门表示恋爱的愉快，而此种愉快在意义上是纯粹心理的，而不是生理的。

就在希腊人中，性爱的理想也是发展得相当迟的。在希腊人看来，真正的恋爱几乎总是同性的恋爱。希腊早年的伊奥尼

---

[1] 雁就是最好的一个例子。富有人本思想与浸淫于拟人论的中国文学家也早就观察到此。

亚（Lonian）[1]籍的抒情诗人们认为女子只不过是男子享乐的工具和生男育女的人罢了。诗人泰奥格尼斯（Theognis）把婚姻的功用和牛类的繁殖等量齐观。另外一个作家阿尔克曼（Alcman），对斯巴达的健美的女子，想说几句称赞的话时，就说她们很像他自己所结交的那一班美艳的男朋友。悲剧家埃斯库罗斯（Eschylus），在他的剧本里，借一个父亲的口气说，如果他不管他的几个女儿，她们就不免为非作歹，闹出有玷闺范和门庭的笑话来。在另一悲剧家索福克勒斯（Sophocles）的作品里，我们也找不到性爱的成分来，而据欧里庇得斯（Euripides）看来，只有女子才会发生恋爱的行为，男子是不屑一为的。总之，在希腊文化里，在没有到达较后的一个时期以前，性爱是受人看不起的，是一个不值得在公众面前提出或表演的一个题目。我们必须从广义的希腊文化的范围，即从大希腊（Magna Graccia）的范围而言，而不从希腊的本部说，我们才可以找到男子对女子真有一番性爱的兴趣。不过性爱的受人推崇，认为是生死予之的一种情绪，则即在此大范围以内，也要到亚历山大的马其顿时代，才成为事实。近人贝内克（Benecke）认为在阿斯克莱庇阿德斯（Asclepiades）的作品里，这种推崇性爱的精神表现得最为清楚。欧洲人的生活里有浪漫性质的性爱的观念，可以说是滥觞于此。后来克尔特族（Cclts）上场，把特里斯坦的恋爱

[1]　伊奥尼亚为古希腊的一部分，由若干岛屿缀合而成，雅典便是这一部分的中心都市。

故事[1]带进欧洲生活，于是此种性爱的观念才算完全成立，而从此成为基督教化的欧洲文学与诗歌的一个中心题材，并且也成为个人行动的一股很大的推挽的力量。不过在当时，这种观念的流行，还只限于上流阶级，至于在一般的民众的眼光里，所谓“恋爱”是和单纯的性交行为是一而二，二而一的。

兼顾到精神方面的恋爱观，在中国也似乎发展得相当的迟，除了重视同性恋一端而外，中国文化在这方面和希腊的很有几分相像。我们现在用的“恋爱”二字，已经是后来的假借，“恋爱”二字并用而成词，更是近年来才流行。《说文》爱原作炁，经传都以爱为之，而“炁”字遂废。“爱”字最初训惠，训仁，训慕，并不专用于性爱的一方面。《诗经·国风》中多男女相悦之词，但遍索的结果，只找到两个“爱”字和性爱有关。一是《静女》的“爱而不见，搔首踟蹰”，二是《将仲子》的三句相同的“岂敢爱之”。《国策》中的《齐策》“有与君之夫人相爱者”一语中的爱显然是性爱之爱，但注里说，爱犹通也。孟子提到过：“昔者大王好色，爱厥妃。”总之，爱当性爱用，在最初大概是很不普通的，偶一用到，也没有多大特殊的意义，更说不上意义中有多少精神的成分。《孝经正义》于“爱亲者不敢恶于人”一语下引沈宏的注释说：“亲至结心为爱。”“结心”二字的说法极好，但可惜所指并不是性爱，而是亲子之间的爱。“恋”字比起“爱”字来，似乎要更有性爱的意义。戀、孌、攣、孿，古书上大率相通，从䜌，䜌从丝，有乱烦之意。《老子》说，不见可欲，则心不乱。“戀”字既从䜌从心，可见应与性爱的情绪最为相近，但在古时候也不见得如何通行。《易·小畜》“有孚攣如”，子夏《传》作“戀如”，注谓“思也”。“思”字富有性爱的意味，说详下文。《诗经》上“戀”字皆作孌，如《泉水》的“孌彼诸姬”，《静女》的“静女其孌”，《猗嗟》的“猗嗟孌兮”，《车舝》的“思孌季女逝兮”，《候人》与《甫田》的“婉兮孌兮”——大部用作形容词，而不用作动词，作“可爱”讲，而不作“爱”讲。我以为自形容词转用为动词，是后来的一个演变。好比“婉”字，最初显然是一个形容词，例如《野有蔓草》的“清扬婉兮”，后来三国时阮瑀为曹操致孙权书

[1] 这故事的大要是这样的：特里斯坦的叔父，是康沃尔国（Cornwall，今英国西南部）的国王，名字叫作马克（Mark）。他衔了叔父之命到爱尔兰迎娶新后叫作依索尔德（Isolde the Beautiful），在回程中，他和这位新后共饮了一种药水，遂至彼此相爱，固结不解，后来终于被马克刺死。

中，有“婉彼二人”（刘备张昭）语，即用作动词，即作“爱”字讲。

《诗经》的《国风》，不用说是最富有性爱情绪的一部文献，而恋爱的概念却始终不曾有过清切的表示，这是很可以惊异的。不过《国风》有两个用得比较多的字，比“爱”字“恋”字要普通得多，我以为倒很有几分恋爱的意味。第一个是“怀”字。如《卷耳》的“嗟我怀人”及“维以不永怀”；《野有死麕》的“有女怀春，吉士诱之”；《终风》的“愿言则怀”；《雄雉》的“我之怀矣，自诒伊阻”；《载驰》的“女子善怀”；《将仲子》的三句“仲可怀也”。第二个是“思”字。如《汉广》的“汉有游女，不可求思”；《桑中》的三句“云谁之思？”；《伯兮》的“愿言思伯，甘心首疾”与“愿言思伯，使我心痗”；《褰裳》的“子惠思我”与“子不我思”；《东门之墠》的“岂不尔思？子不我即”；《子矜》的“悠悠我思”；《出其东门》的“匪我思存……聊乐我员”与“匪我思且……聊可与娱”。《伯兮》与《出其东门》二诗里的几个“思”字，最足以表示真正的恋爱的情绪。《伯兮》的主角是一个十分贞洁的女子，当丈夫不在家的时候，连修饰打扮的功夫都暂时废弃，而思慕之深，竟到一个“甘心疾首”与“心痗”的程度，所以我以为两句“顾言思伯”里的“思”字决不止是代表寻常思虑的一个字。《出其东门》的“思存”与“思且”，因为有下文的“聊乐”与“聊娱”做对照，也是比较有特殊的意义的，其意盖谓，东门外的游女虽则多如云，闉阇外的游女虽则美如荼，在诗中的主人看去，只配做些寻常调情的对象，可以相互娱乐罢了，而说不到什么比较真正与深刻的性的情绪。（按：注疏的看法与此完全不同，孰是孰非，目前姑不深论，惟注疏一方面受了《诗序》的文词的限制，一方面又免不了家族主义的道德观念的支配，所说的一大套实际是很牵强的，译者不敏，未敢苟同）

《诗·国风》中所开辟的这个“思”字的用法，到了后世，也还继续的发展。《方言》十，凡言相怜爱，江滨谓之思，其实我们根据《国风》立论，“思”字的这个用法并不限于江滨，我们见到的是《郑风》里最多，但卫、鄘、周代的王畿等地也有。《山海经》的《大荒东经》说，有司幽之国，“思士不妻，思女不夫”，注：“思感而气通，无配合而生子”，性情绪到此境地，也真够缠绵悱恻了。后来的诗人喜欢用“闺思”一类的题目，描绘“思妇”的情态。由此再进一步，便成不大健全的感伤主义的情绪状态了。《文选》张华《励志诗》“吉士思秋”，注：“悲也”。好比《淮南子》说：“春女悲，秋士哀”，那“思”字就等于悲或哀了。曹植《七哀诗》亦有“上有愁思妇，悲叹有余哀”之句。《诗序》上所说“亡国之音哀以思”的“思”字，也就是这样一个“思”字。所以就中国文字的源流说话，最接近西洋所称romantic love的字，不是“恋”，不是“爱”，而是“思”或后世惯用的“相思”。——译者注

充分发展的恋爱当然不止是单纯的性交行为而已，而是扩充

得很广与变化得很复杂的一种情绪，而性欲不过和许多别的成分协调起来的一个成分罢了。斯宾塞（Herbert Spencer）在《心理学原理》（*Principles of Psychology*）一书里，对此种情绪的分析有一段很有趣的讨论，他认为恋爱是九个不同的因素合并而成的，各个彼此分明，每个都很重要：一是生理上的性冲动；二是美的感觉；三是亲爱；四是钦佩与尊敬；五是喜欢受人称许的心理；六是自尊；七是所有权的感觉；八是因人我之间隔阂的消除而取得的一种扩大的行动的自由；九是各种情绪作用的高涨与兴奋。斯氏在分析之后，作一结论说："我们把我们所能表示的大多数的比较单纯的情绪混合起来而成为一个庞大的集体，这集体就是性爱的情绪。"不过就是这样一个详尽的分析还是不完全的，它遗落了一个很重要的因素，就是我们已经说到过的建筑在亲子之爱的本能上的一部分的情爱；这因素的重要性是很容易看出来的，婚姻生活到了后期，严格的性的因素渐渐退居到背后中去，从此，丈夫对妻子，尤其是妻子对丈夫的情爱，很容易变做慈亲对子女的一种情爱。[1]前人对恋爱的种种分析，归结起来，总不外克劳莱所说过的几句话，就是："恋爱的界说是极难定的，好比生命的界说一样难定，而其所以难定的理由也许正复相同。恋爱在社会生活里的种种表现，无论就什么方式来说，都是极重要的；恋爱地位的重大，除开贪生怕死的本能而外，就要算第一了。它把所以构成家庭的基本因素汇合在一起，它维持着家

---

[1] 说到这里，489页文中注所提到的"怀"字便很有它的地位。《论语》说："子生三年，然后免于父母之怀。"又说："少者怀之。"所以译者以为假如男女间的情爱依然可以用"思"字来代表，则亲子间的情爱可以用"怀"字来代表。

庭的联系与团结，它把一个种族或民族的分子统一起来，教分子之间都有一种契合和同胞的感情。”[1]

上文关于恋爱的一番讨论，虽则很短，但也许已够证明恋爱是很复杂的一个现象，它既不是浅见者流所认识的那种浪漫的幻觉，以为可以搁过不论，也不是羽毛未丰的精神分析家所想象的那种厌恶的转变，[2]而可以无须深究。问题剧作家易卜生（Ibsen）固然说得很对："今日天壤间没有一个词比恋爱这个小小的词更要充满着虚伪与欺诈。”不过无论此种虚伪与欺诈的成分多少，恋爱决不是一个凭空虚构的名词，它确乎代表着一种状态、一个现象、一件事物；这名词是受人滥用了；不错，但滥用的方式之多、范围之广、程度之深，正复表示这名词所代表的真正的事物自有其不可限量的价值。人世间唯有最值钱的东西，例如黄金、例如钻石，才会遭到假冒与滥用的厄运。世间没有大量的黄金，于是便有人用镀制的方法来冒充，用减轻成色的方法来混用，甚至于用仅具皮相的东西来顶替。人在社会里生活，自然也不会只有自我，而无他人，孤零的自我是不可思议的，既有他人，也就不会不发生对他人的种种爱欲；反过来说，我们除非先把自我抛撇开去。要把他人和他人在我身上所激发的爱欲完全束之高阁，也是不可思议的。因此我们可以知道，恋爱是和生命

[1] 见克劳莱和吉布森在《宗教与伦理的百科全书》中合著的《恋爱》与《初民的恋爱》两段释文。

[2] 精神分析派的这个见地不能说全错，不过把问题看得过于单纯，是不相宜的。爱憎的心理不容易截然划分。《论语》有“爱之欲其生，恶之欲其死”之语，《管子·枢言篇》也说：“爱者，憎之始也。”

牵扯在一起的，分不开的，假若恋爱是个幻觉，那生命本身也就是个幻觉，我们若不能否定生命，也便不能否定恋爱。[1]

我们当然不否定恋爱。我们若再进一步加以思考，可知它不但和个人的祸福攸关，并且与民族的休戚也是因缘固结，它的功能不但是自然的、物质的，并且也是社会的以及我们所谓精神的。总之，吉布森（Boyce Gibson）说得好，它似乎是“生命中无所不包与无往而不能改造的一股伟大的力量，也是一切生命的最终极的德操”。（同491页注[1]）另有人说过，“恋爱是最峻极的德操”，而“德操就是爱”；再不然，我们也可以追随初期基督教徒之后，接受他们在讨论教义的通信里的说法，认为“上帝是爱”[2]，爱是生命的最高准则。[3]

第二节　何以恋爱是一种艺术[4]

上节提到的吉布森和别的作家曾经替恋爱下过一个界说，认为

---

[1] 中外古今的哲学思想中，只有佛家在这一点上是一贯的，是充类至尽的，它否定恋爱，也根本否定生命。

[2] 基督教《新约·约翰福音》一书第四章第八节说：“没有爱心的，就不认识上帝，因为上帝就是爱。”

[3] 关于本节，又可参看：

韦斯特马克：《人类婚姻史》；又，《道德观念之由来与发展》。

卡本特：《爱的成年》，有中译本。

爱伦·凯（Ellen Key）：《恋爱与婚姻》。

[4] 参看霭氏《研究录》第六辑第十一章及第三辑的全书。第三辑中的三篇研究，《性冲动的分析》《恋爱与痛苦》《女子的性冲动》，都和本节有密切的关系。

恋爱是一种“情”（sentiment）和一种“欲”（passion）；究属是情是欲，要看一个人的观点了。无论是情是欲，它是情绪生活的一个稳定而复杂的组织。当“情”看，它是一种比较理智的、文雅的与不露声色的心理状态；当“欲”看，它是一个富有力量的情绪的丛体。所谓“欲”，据英国心理学家香德（A.F.Shand）的定义，是“情绪与欲望的一个有组织的体系”，换言之，它不止是一个情绪的系统而已，不过在无论什么欲的发动的过程里，迟早会产生一套自动控制的方法来调节欲力的大小，并且总能调节得多少有几分效力，至于这一套方法究属如何活动，究属利用什么机构，我们姑且不论。因为恋爱之所以为一种欲是成体系的，并受统一的原则支配的，所以我们可以把它看做有下几种特点：“它是稳定的或稳称的、调节的、富有含蓄的，并且有内在而深沉的理性存乎其间。”不过上文云云，只是就恋爱之所以为人体内一种心理状态而言，再若兼就体外而论，或兼顾到它的正常的发展而论，恋爱的基本条件（也有如吉布森所说）是“从对象身上所取得的快乐的感觉”；说到这里，我们就发见我们的讨论所最需措意的一条路径了。这种快乐的感觉固然不一定全是快乐，其间也夹杂着无可避免的痛苦，甚至牵引起不少可能的悲哀，这几种情绪原是彼此合作、交光互影而糅杂在一起的；不过，也正唯有痛苦与悲哀的成分同时存在，恋爱之所以为一种有快感的欲，便更见得有力量，更见得颠扑不破。[1]也正因为恋爱是如是其复杂，如是其富有含蓄，它才可以成为六欲

[1] 此段见解，霭氏发挥得最清楚，即见《研究录》第三辑《恋爱与痛苦》一文中。

的班头，七情的盟主，我们这样推崇恋爱，决不是一种浮词，一种滥调，而是有特殊与庄严的意义的。

不过我们这样推崇恋爱，我们还没能把它的意义充分发挥出来。恋爱实在还有比此更大的价值。所谓“情欲的班头盟主”，也许只不过是一种放大的唯我主义，一种牵涉到两个人的唯我主义，就是法国人所说的 egoisme à deux。比起单纯的唯我主义尽管大一点，终究并不见得更崇高，更雍容华贵。照我们在上文所了解的，恋爱也可以说是一个生发力量的源泉，而在恋爱中的两个男女是生发这种力量的机构，如此，则假若双方所发出的力量都完全消磨在彼此的身上，这不是白白地耗费了么？恋爱原是一种可以提高生命价值的很华贵的东西，但若恋爱的授受只限于两人之间，那范围就不免过于狭小，在有志的人，在想提高生活水准的人，就觉得它不配做生活的中心理想了，这话罗素也曾说过，我以为是很对的。[1]于两人之外，恋爱一定要有更远大的目的，要照顾到两人以外的世界，要想象到数十年生命以后的未来，要超脱到现实以外的理想的境界，也许这理想永无完全实现的一日，但我们笃信，爱的力量加一分，这理想的现实化也就近一分。“一定要把恋爱和这一类无穷极的远大目的联系起来，它才可以充分表现它可能有的最大的庄严与最深的意义。”

我们现在要讨论的，就剩所谓恋爱的那一半由于外铄的基本

---

[1] 近代青年，在一部分文人的提倡之下，很喜欢阅读冒襄《影梅庵忆语》和沈复《浮生六记》一类的书。他们应知这一类的书，如果当文艺小品看，固然有它们的价值，但若当恋爱生活的规范与金科玉律看，那是一大错误。霭氏这一段话，在这一点上最能发人深省。

条件了。这外铄的条件，我们已经看到，就在道学家也承认，他们对它的细节虽不免因道学的成见而存心忽略过去，但大体上也总是接受的。这条件就是上文提到过的“从恋爱的对象身上所取得的快乐的感觉”（joy in its object）。说到这里，我们也就说到了恋爱为什么是一种艺术了。

在以前，不很久以前，恋爱的艺术，在心理学与伦理学的书本里，是找不到一些地位的。只有在诗歌里，我们可以发见一些恋爱的艺术，而就在诗人，也大都承认，他们虽谈到这种艺术，却也认为这是一种不大合法而有干禁忌的艺术，所以谈尽管谈，只要许他谈，他就心满意足，但他并不觉得这是应当交谈的或值得谈的。十五世纪以前，罗马诗人奥维德（Ovid）的许多关于恋爱艺术的诗词，就是在这种心境下写的，而这种诗，有的人以为真是合乎艺术的原则，而加以歌颂；有的人则以为是诲淫的，而加以诅咒。一直到近世的基督教化的欧美国家，大家的看法始终如此。一般的态度，总以为性爱至多是一种人生的责任，一种无可奈何的责任，因此，把它在众人面前提出来讨论，或在文艺里加以描绘，是不正当的、不冠冕的以至于不道德的。

中国人对于性爱的看法，虽比基督教文化下的欧美的看法略较开明，不把性现象看做龌龊的事物，性活动看做造孽的行为；不过这种责任的看法，和不便形诸笔墨的看法，倒是中西一致的。《国策》：楚围雍氏，韩令尚靳求救于秦。宣太后谓尚子曰：“妾事先王日，先王以髀加妾之身，妾固不支焉；尽置其身于妾之上，而妾弗重也，何也？以其少有利焉。”战国去古代比较自然的光景未远，所以宣太后肯如此说，而史家敢照所说的记录下来。而后世文人的看法就不同了，清人王士祯对于这一段话的反应是：“此等淫亵语，出于妇人之口，入于使者之耳，载于国史之笔，皆大奇！”（见《池北偶谈》）王渔洋这种见地，在后世是很普遍的，硕学鸿儒，因为好作风月小词，至于被摈于从祀之列，例如欧阳修，也就因为主持风教的人大都有此种见地。袁枚《子不语》（卷二十一）说："李刚主正心诚意之学，有日记一部，将所行事，必据实书之，每与其妻交媾，必楷书某月某日，与老妻敦伦一次。"虽不避讳掩饰，却又犯了所谓责任的看法，而其所以肯坦白写出的缘故，倒也并不因为此事值得写，不妨写，而是因为要表示他的意诚心正、他的不欺，所以不得不写。这其间也当然富有一种对己的责任的看法。——译者注

有人说过，就近代而论，恋爱艺术的萌蘖，是到了十二世纪的法国才发见的，但其为一种艺术，却始终是不合法的，只能在暗中发展。

到了今日，情境才起了变化。把恋爱当做艺术的看法如今已渐渐得到一般人的公认。他们觉得这种看法终究是对的，并且道德学家与伦理学的接受与主张这种看法，倒也并不后人。他们承认，只是责任的观念，已经不足成为维持婚姻关系于永久的一种动力，我们诚能用艺术的方法，把恋爱的基础开拓出来，把夫妇间相慕与互爱的动力增多到不止一个，那也就等于把婚姻的基础更深一步地巩固起来，把婚姻的道德的地位进一步地稳定起来。[1]我们在这一节里并不预备专门讨论婚姻的道德，但这种道德的见地与要求我们是充分地承认的。

承认恋爱是一种艺术，其初期的一番尝试也还相当早，在近代文明开始之初，我们就有些端倪了。法国外科医学界先辈大师帕雷

[1] 中国人对婚姻，责任观念很重，而艺术观念很轻，真正床笫间的性爱的艺术自然也谈不大到。不过对于此种艺术的第一步，即充分的积欲的准备，却不能说全无理会，"相敬如宾"的原则，"上床夫妻，下地君子"的道理，从这个立场看，而不从礼教的立场看，是极有价值的。惟其下地能守君子之谊，上床才能尽夫妇之欢。

（Ambroise Paré）教夫妇在交接以前，应当有多量的性爱的戏耍（love-play），作为一个准备的功夫。更晚近的则有德人富尔布林格在他讨论婚姻的性卫生一书里，认为凡是做医师的人都应当有充分的学力和才识，可以对找他的人，讲解交接的方法与技术。再回到和性爱艺术的初期发展特别有关系的法国，1859年，医师居约发表了一本《实验恋爱编》（*Breviaire de l' Amour Experimental*），把性爱艺术的要点极剀切精审地介绍了一番；过了七十多年（1931），此书才有人译成英文，书名改称为《婚姻中恋爱者的一个仪注》（*A Ritual for Married Lovers*），仪注的说法很新颖可喜。[1]

说到这里，我们就追想到女子性冲动的种种特点，以及女子性生活中所时常发生的性能薄弱或性趣冷酷的现象。唯其女子的性能有这种种特点以及不健全的表示，恋爱的艺术才得到了发展的鼓励，而整个动物界中，何以求爱的现象大率有成为一种艺术的趋势。也就不待解释而自明了。

我们在上文已经说到，女子的性趣冷酷，可以产生家庭间的勃豀，妻子因此而受罪，丈夫因此而觖望，或终于不免于婚姻以外，别求发展。在这种例子里，其所缺乏的，或为性交的欲望，或为性交时的愉快，往往是二者均有不足；无论何种情形，都需要恋爱的艺术来加以补救。

性交接，包括初步的性戏耍在内，原是一个生物的活动；在这活动里，雌的所扮演的，正常的是一个比较被动的部分，而在文明

---

[1] 英译本只是法文原本的一部分，译者是一个女子，姓名叫Gertrude M. Pinchot。

的女子，这相对的被动的地位，不但受自然的驱遣，并且受习俗的限制，不免越发变本加厉起来。阳性刚而主动，阴性柔而被动，确乎是自然界的一大事实，阴阳刚柔的学说，只要不过于抹杀武断，是有它的价值的。这种二元的区别是极基本的，而男女两性在心理上的种种差异也就导源于此；这是一个无法否认的事实，而也是近代人士最容易忘怀的一个事实。[1]布赖恩说得好，两性之间，性的紧张状态，既相反而相成，则彼此在自己的身心上所引起的种种感觉与反应，也自不能一样；易于兴奋的阳具所产生的反应是急遽的推动、不断的活跃、具有侵占性的霸道的活动等等，而知觉锐敏的阴道所产生的反应是比较静待的容受、被动的驯服等等。换言之，我们在这里可以发现所谓“男性”和“女性”两者不同的精义。不过，布赖恩也曾经提示给我们看，[2]在我们到达这阳动阴静的阶段以前，即在求爱的较早的一段过程里，所谓动静的地位是多少有些对调的；即阳的反有几分柔顺驯服，而阴的反有几分主动与几分作威作福。[3]女子的性神经中枢，数目上既较多，分布

---

[1] 参看中国《易经》一书及宋元以来理学中阳刚阴柔的人生哲学。

[2] 见布氏所著文《双性现象》，1930年4月的《国际精神分析杂志》。

[3] 参《易》咸卦。此卦说：“咸，亨、利、贞，取女吉。《彖》曰：咸，感也。柔上而刚下，二气感应以相与。止而说，男下女，是以亨利贞取女吉也。”按：此卦艮下兑上，孔氏《正义》说：“艮刚而兑柔，若刚自在上，兑自在下，则不相交感，无由得通。今兑柔在上，而艮刚在下，是二气感应以相授与，所以为咸亨也。”《正义》又说：“艮为少男，而居于下，兑为少女，而处于上，是男下于女也。”此卦的卦象说：“山上有泽，咸，君子以虚受人。”《正义》说：“泽性下流，能润于下，山体上承，能受其润，以山感泽，所以为咸。……君子法此咸卦，下山上泽，故能空虚其怀，不自有实，受纳于物，无所弃遗。以此感人，莫不皆应。”

上亦较散漫，因此，性冲动的驱遣、疏散与满足，往往容易找到许多比较不相干与意识界以下的途径，而同时，把性事物看做龌龊与把性行为看做罪孽的种种传统的观念，也容易在女子身上发生效力，从而教她把性的冲动抑制下去。也因此，自古以来，女子的性冲动，比起男子的来，也就容易被摈斥到意识的下层里去，容易从不相干与下意识的途径里找寻出路。弗洛伊德的学说的所以成功，就因为他能把握住这一层大有意义的事实。不过，女子虽有这种种无可否认的性的特点，我们却不能根据它们而怀疑到女子本来就有一种寂寞与冷酷的自然倾向。我们知道，在相当不违反自然的生活环境里，性趣冷酷的女子是不容易觅到的。即在文明社会的穷苦阶级里，说者都以为"老处女"是绝无仅有的（一部分的女仆是例外，她们的生活状态是很不自然的，像许多牲畜一样）；即此一端，虽不能证明女子的性能本质上并无缺陷，至少也可以暗示到这一点。不过就文明女子而论，情形就不同了。在自然、艺术、习俗、道德与宗教的协力的影响下，等到她经由婚姻而到达丈夫的手里时，她往往已经是一个将近徐娘半老的人（原文是成年期后半的人），已经不大适宜于性交接的行为，所以，除非做丈夫的人特别有些艺术上的准备与性情上的温存体贴。否则，床笫之私，只足以引起她的痛苦、厌恶，或对她只是一种味同嚼蜡的反应罢了。

当然，在女子自身也容或有种种不健全的状态，有不能不于事先加以治疗或纠正的。早年自动恋或同性恋的癖习往往可以使女子对正常的性交发生厌恶，视为畏途。在性交之际，也确乎可以有许多困难。或许性器官本来不大正常，而多年的处女生活的搁置不问，又不免增加了这种不正常的程度，又或许有阴道口过度紧缩的状态（vaginismus）。[1]对这种例子，妇科医生的帮忙是不能少的，而一经诊治以后，自然的性的感觉也许很快而且很满意地发展起来，而性交之际，也不难达到亢进的境界。不过大体说来，要治疗妻子的性感缺乏，主要的责任通常总是在丈夫的身上。所可虑的是做丈夫的人不一定都有这种准备。我们很怕法国名小说家巴尔扎克（Balzac）一句很煞风景的话到如今还是太与事实相符，他说，在这件事上，做丈夫的人好比猩猩拉小提琴！小提琴始终不能应手成调，始终好像是“缺乏感觉”似的，但这也许不是小提琴的错误。这倒并不是说做丈夫的人是自觉地或故意地鲁莽从事。做丈夫的人，如果太没有知识，太被“为夫之道”的义务观念所驱策，大量的鲁莽行为当然是可以发生的。不过，做丈夫的人，一面固然外行，一面也未始不真心想体贴他的妻子。最可以伤心的是，就很大一部分实例而言，丈夫的所以外行，所以笨拙，是端为他是一位有道之士，一位有高尚理想的青年，当其未婚以前，他的生活曾经是玉洁冰清到一种程度，几乎不知道世上另外有种动物，叫做女子，姑且不论女子的本性与女子在身心方面的需要了。我们固然得承认，最美满的婚姻，最能白头偕老、始终贞固的婚姻，有时就是由这样的两个玉洁冰清的青年缔结而成；他俩在婚前婚后真能信守“不二色”的原则。但这种玉洁冰清的态度与行为可以比做一把两面是口子的刀，操刀的人用这边的口子来割，是有利的，若用那边，就是有害的，

[1] 中国旧时所称的石女，其中有一部分所患的实际上恐怕是此种阴道紧缩的状态。

而就不少的例子而言，操刀的人往往用错了口子。所以一个在旧时宗教与道德观念下所培养出来的青年，在结婚以前越是“天真”，越是“纯洁”，一旦结婚以后，他会突然发见，这种“天真与纯洁”便是粉碎他的婚姻生活和家庭生活的唯一的礁石，害了自己，又害了妻子。不过话得两面说，一个在结婚以前专以寻花问柳为能事的青年，比起这种“天真”的青年来，在准备上也是一样的不适当，寻花问柳的人失诸过于粗鲁轻率，不免以待妓女的方法来待妻子，“天真”的青年则失诸过于顾虑到妻子的“纯洁”，其不幸的方向虽大有不同，而其为不幸则一。[1]

我们得承认所谓丈夫的责任也往往并不容易尽到。近代晚婚的倾向，特别是在女子方面，更教做丈夫的不容易尽到这种责任。在近代的文明状况下，女子在结婚以前，总有不少的年份是过着一种我们不能不假定为比较贞洁的生活，我们也不能不假定，在这许多年份以内，她的性的活力，像电一般地发出来以后，总得有些去路，有些消耗的途径。而在寻觅去路之际，她总已养成种种比较牢不可破的习惯和陷入种种比较摆脱不开的窠臼；她的整个神经系统总已受过一番有型的范畴，并多少已很有几分硬化。就在性的体质方面，她的器官也已经失掉几分原有的可塑性，以致对于自然功能的要求，不容易作正常的反应。迟婚的女子第一次分娩，往往有许多困难，这是很多人知道的；但迟婚者的初次性交也有许多困难，并且这两类

[1]　这一节所称的玉洁冰清、天真、纯洁，当然不是真的，而是“罔昧无知”的代名词。

困难是彼此并行而同出一源的，却还不大有人充分了解。很多人以为青年期的前半不适宜于结婚与发生性交的关系，以为此时期内的性交，对女子无异是强力奸污；这种见解实在是一个错误。实则事理恰好与此相反，一切事实都能证明一个青年期内的少年女子，比起一个成年的女子来，对于初次的性交经验，要容易领略得多。要知初次性交经验的必须像目前的那般展缓，所有的理由只有文明社会的传统观念做依据而并无生物事实的依据。在动物进化的过程里，发育成熟的期限，固然有越来越展缓的趋势，这种趋势当然也有它的意义，但我们应该知道，进化过程中所展缓的是春机发陈的年龄，而不是春机发陈以后的初次的性交关系，而人类的春机发陈，已经是够迟缓的了。文明社会的种种要求固然迫使我们把性交行为的开始越往后推越好，但若我们顺受这种逼迫，结果便是我们无可避免地要自寻许多烦恼。反过来说，我们如果要解除这种烦恼，便更有乞灵于性爱的艺术的必要。

总之，我们要对男子的性生活加以调节，我们必须就女子方面同时加以考虑，这是显而易见的一种道理。更显然而同时却又不得不加申说的是，如果我们要了解女子的性爱方面的心理生活，我们也必须兼顾到男子的方面。

女子的性生活大部分受男子性生活的限制和规定，这是我们首先必须了解的，而必须了解的理由也不止一个。这些理由我们在上文大致都已经提到过，不过性爱的艺术在性心理学方面既有其特殊的意义，我们不妨再提出来讨论一下。第一点，我们要再度提到阳动阴静、阳施阴受的道理。常有人说，并且也说得不无几分理由，在性的题目上女子实在处于一个优越与支配的地位，而男子不过是她手里的一个玩物罢了。话虽如此，基本的事实却并不如此。我们充其量说，就我们和大多数的生物所隶属的高等动物界而言，阳性总是比较主动的，而阴性总是比较被动的。就解剖学方面而言，以至于就生理学方面而言，阳性是施与者，而阴性是接受者。而心理方面的关系也自不能不反映出这种基本的区别来，尽管在种种特殊的情形下，在许多不同的细节上，这阳施阴受的自然原则自然规范，可以有些例外，但大体上是不受影响的。

第二点，既不论自然的雌雄的关系，我们有史以来，以至于有事迹可据的史前时代以来，一切男女关系的传统观念也建筑在这一大原则上。我们承认，在性关系的树立上，男子占的是一个优越与支配的地位；我们更从而假定，在这方面，女子主要的功能，以至于唯一的功能，是生男育女，任何性爱的表示，要有的话，多少是属于不合法不冠冕的一些串戏性质，没有正规的地位的。我们的若干社会制度也就建立在这条原则与这种假定上，演变出来，建立起来。即如婚姻制度，我们一面承认家庭中丈夫有法定的家主的地位，而妻子则不负法律的责任，即妻子对丈夫负责，而不对社会负责；一面又于婚姻以外，承认娼妓的存在，以为只有男子有此需要，而女子则否。我们知道这些都是过火的，不全合事理的；幸而近代的社会舆论与国家法律已在这方面有些变迁。不过我们也应当知道，古代传下来的制度，尤其是这种制度在我们身上所已养成的种种情绪与见解，要加以改正，是需要相当的时间的，绝非朝夕之间即可以收效。我们当前正生活在一个过渡时代之中，即在过渡的时代里，凡百的变迁要比较快，我们依然不免很深刻地受到已往的影响。

还有很值得考虑的一点，这一点和上文的两点也有些渊源，不过和女子方面的心理生活的领域更有密切的关系，这就是羞涩的心理。羞涩的心理有两部分：一部分可以叫做自然的羞涩，那多少是和其他的高等动物共通的；第二部分是人为的羞涩，那一半就建构在社会习尚上面，而是不难加以修改的。世间也有怕羞的男子，但羞涩终究是女子的一种特殊的品性。这其间详细的情形以及种种例外的事实，不在本节的讨论范围以内（参看上文第二章第三节末段），不能具论。不过就大体而言，羞涩的品性是女子心理的一大事实，不容怀疑的，它和一般阴性动物在性活动之际所表示的柔顺驯服的性格有极密切的先天关系，而和社会的习俗又有不少的后天关系，并且此种先天的关系，因后天的关系而越发见得牢不可破。（不过上文说过，后天的关系是可以修改的，至于可以修改到什么程度，晚近的裸体运动很可以证明，裸体运动的会社近来一天多似一天，而男女社员可以完全以裸体相见而不露丝毫的窘态）就一般的情形而言，这种后天关系的修改是不大容易的，传统的种种习惯，近来虽已发生不少变迁，但显著的效果也还有限。不但有限，并且暂时还有一种不良的趋势，就是在女子的意识上，引起一种不和谐的局面。意识包括两方面，一是体内的感觉，二是身外的表现；今日的女子对于自身内在的性的感觉欲望，已经有自由认识的权利，但要在身外表示这些感觉与欲望，她就往往没有这种自由了。结果是，现代的女子之中，十有七八知道她们要些什么，但同时也知道，如果她们把这种需要老实地说出来，势必至于叫对方的男子发生误会，以致令男子作呕，因而把男子拒于千里之外。这样，我们的话就又得说回来，我们的先决条件是必须开导男子，让男子了解女子的需要。这样，我们就又回到了男子的身上。

就是这两三点的讨论可以足够提示给我们看，我们目前所认识的女子应有的性生活的领域，实在有两个，而这两个是彼此冲突的。第一个是，女子性生活的理想是极古老的，可以说和我们的文明同样的古老，这理想说，女子的性生活应以母道为中心事实，这中心事实是谁也不能否认的；但这理想又说，这中心事实以外，其余的性生活的领域大体上全应由男子执掌；女子除了为成全她的母道而外，是没有性冲动的，即使有，也是等于零的。因此，女子的天性是单婚的、一夫一妻的、从一而终的；而男子那方面，既无须困守家庭，又少了女养育之累，心理品性的变异范围便比较大，婚姻的倾向也就很自然地会走上多妻的路。又因此，女子的性的问题是单纯的、显而易见的，而男子却要复杂得多。这样一个女子性领域的观念，我们几乎可以武断地说，是远自古典时代以迄最晚近的现代大家所认为自然的、健全的，而不容易有异议的，至于与确切的事实是否相符，那显然是别一问题。不到一百年前，英国的外科医师阿克登（Acton）写了一本关于性的问题的书，他说，我们若认定女子也有性的感觉，那是一种“含血喷人”的恶意行为，而这本书便是十九世纪末年以前在性的题目上唯一的标准作品与权威作品！[1]在同一个时期里，在另一本标准的医书上，我们发现写着，只有“淫荡的妇女”在和她们的丈夫交接的时候，会因愉快而做出姿态上的表示来！而这一类荒谬的话，居然受一般人的公认。

到了今日，另一个女子性生活领域的观念正在发展。这个新观念，我们也许得承认是比较健全的，一则因为它和两性价值均衡的观念互相呼应，[2]再则因为它和自然的事实更相吻合。在今日的情形下，就在性生活的领域以外，我们对男女两性的区别的看法，也不像以前那般斩钉截铁。我们承认两性之间有极基本的差异，并且就其细节而言，也真是千头万绪，无法清算，但这些差异只是一些很微妙与隐约的差异。若就其大体而言，则男女既同为人类，便自有其共有的通性，换言之，人性终究是一个，而不是两个。男女同样有做人的通性，也同样有此通性的种种变异的倾向。两性之间，变异的趋向容有不同，但始终不至于影响通

---

[1] 阿克登所著书叫作《生殖器官的功能与病患》。按：此书之作，既完全以男子为对象，好像生殖的功能是和女子全不相干似的。及偶然提到女子，则一则说，凡属教养健全的女子对于一切的性的题目是不闻不问的。再则说：“大多数的女子是从不受任何性感觉的很多的麻烦的（这真是社会的幸福）！”三则说，我们若说女子有性的感觉，便是一种“含血喷人”的恶意行为。见霭氏《研究录》第三辑194页。

[2] 男女平等的概念，在稍知两性差别的人是不大容易接受的。因此，霭氏在《男与女》一书的修正版（1926）的序言里，特别提一个所谓价值均衡的概念来，英文是sexual equivalence。有sexual equivalence的新概念新名词，而sexual equality的旧概念旧名词可废。

性的完整。[1]

我们已经再三提到过男子天性多婚与女子天性单婚的那句老生常谈，这句老生常谈究有几分道理，几分真假，我们也已经加以讨论。无论如何，我们总得承认一个基本的事实，那就是，就男女自然的区别而论，一样是性交接的行为，其对女子所发生的影响与责任，在分量上，比对男子的要重得不知多少，因此，女子在选择配偶之际，比起男子来，就出乎天性要审慎得多，迟缓得多。这个区别是自有高等动物以来便已很彰明较著的。但也尽有例外。世间也很有一部分少数的女子，一方面对母道完全不感兴趣，而另一方面则和寻常的男子一样，可以随时随地和不同的许多男子发生性关系；而一般女子喜新厌旧的心理，好动善移与去常就变的心理，也大体上和男子没有区别。因此，假定有所谓三角恋爱事件发生的时候，以一女应付二男，比起一男应付二女来，不但一样的擅长，有时则更见得八面玲珑，绰有余

[1] 译文中“通性”的说法是译者酌加的，原文并不如此清楚。译者以为霭氏这一段讨论还嫌过于笼统。译者不敏，近年来常以所谓“人格三方面”之说做议论的骨干，青年修养要培植到这三方面，社会思想要顾虑到这三方面，社会问题要解决到这三方面，举其一而遗其二，或举其二而遗其一，结果总是不健全的。此三方面是，一为人我相同之通性，二为人我相异之个性，三为男女相差之性别。通性发展的效果是社会秩序，个性发展的效果是文化进步，性别发展的效果是民族绵延，群居与人文的生活事实上也跳不出这三大方面。说详拙稿《关于妇女问题的讨论》（《今日评论》第二卷，今辑入《抗战与优生》）及《青年与社会思想》（昆明《民国日报》，民国二十八年七月三十日，今辑入《自由之路》）。

裕。[1]总之，把男女看做截然不同的两种人，彼此之间有一道极深的鸿沟，极坚厚的铜墙铁壁，这虽属向来的习惯而至今还没能完全改正，可见是没有多大理由的。女子像她的兄弟一样，也是父亲生出来的，因此，尽管男性与女性之间，有无数的细节上的差异，彼此所遗传到的总是人类的基本的通性。男女的所以隔阂，以至于所以成为一种对峙与对抗的局面，由于自然的差异者少，而由于不同时代与不同地域所形成的不同的观念者多。我们在今日的过渡时代里，正目击着这种不同的观念或不同的理想所引起的明争暗斗。

我们看了上文的讨论，便知道我们对于女子性生活的实际状况的了解，为什么必须要寻找比较大批的精审而有统计数字的资料？女子一般的性生活状况如何？正常的女子如何？不同阶级或团体的女子又如何？比起男子来又如何？这一类问题的答复，非有精审与统计的资料不办。只是笼统武断的叙述，尽管持之有故，言之成理，尽管描绘得活灵活现，是没有用的。精神分析家和其他作家所能供给的往往就是这一类的叙述，并且这种叙述又

---

[1] 李昉《太平广记》（卷一〇一）引《续玄怪录》说："昔延州有妇人，白皙，颇有姿貌，年有二十四五。孤行城市，年少之子，悉与之游，狎昵荐枕，一无所却。数年而殁。州人莫不悲惜，共醵丧具，为之葬焉，以其无家，瘗于道左。大历中，忽有胡僧自西域来，见墓，遂趺坐具敬礼，焚香围绕，赞叹数日。人见谓曰：'此一淫纵女子，人尽夫也……和尚何敬耶？'僧曰：'非檀越所知，斯乃大圣慈悲喜舍，世俗之欲，无不徇焉。此即锁骨菩萨，顺缘已尽，圣者云耳，不信即启以验之。'众人即开墓视，遍身之骨，钩结如锁状，果如僧言。州人异之，为设大斋起塔焉。"此段文字可以看做这种女子的一个讽刺，也可以看做这种女子的理想化以至于神明化。荀子说："小人以为神，君子以为文。"我们姑且把它看做一种人文的点缀就是了。

不免被学说的成见所支配，多少总有几分穿凿附会，即或不然，其所有的根据又不免为少数特殊的男女例子的经验，实际上不能做一般结论的张本。幸而这些如今都已渐成过去的事物，而事实上我们也无须再借重它们。客观的调查与统计的资料原是最近才有的事，但幸而没有再晚几年，否则我们今天便无法利用。我们在上文已经屡次引到过戴维斯、狄更生、汉密尔顿三位男女医师的结论，我们如今还要借重他们。[1]

上文说，在性生活的领域里，女子的被动性似乎比较大，这一点是不是就暗示在生理方面的性要求和心理方面的性情绪，男女之间也有根本的差别呢？为测验这一点，我们倒有一个方便的尺度，那就是性冲动的自动恋的表现，在男女之间，在频数上有什么相对的差异。汉密尔顿、戴维斯和狄更生，在这一点上，全有过一番周详的探讨。为什么自动恋的表现与其频数可以做尺度呢？大凡有到自动恋的表现，无论表现的人是男是女，我们便有理由可以推论，说背后总有一个主动的性欲在；固然，性欲之来，是可以抑制而不是非表现不可的，但只要有些表现的事实发生，我们一样的可以作此推论。三位医师所供给的数字当然并不一样，因为三家的探讨的方法并不完全相同，而他们在征求答案的时候，被征的人有答不答的自由，并没有必须照答的义务，因此，有的问题就被跳过。据说这种跳过的脾气，女子要比男子为大。如果女子真有这种脾气，那么，凡是坦率承认有过主动的自动恋的答复，当然是特别有意义的，而这种答复越多，那意义便

[1] 三家作品已屡见上文译注中。

越大，这是我们在第三章里已经加以说明过的。据狄更生的发见，通常属于各种不同阶级的女子，经验到有充分力量的性欲要求的有70%，足以使她们时常采用自动恋或手淫的方法，作为解欲的途径。戴维斯女医师，在1000个未婚的女大学生中，发见65%的答复（跳过未答者不计）承认她们有过手淫的活动，其中有一半更承认在作答的时候，她们还没有放弃这种习惯，而在这些没有放弃手淫习惯的女子中，健康属于“最优等或优等的”，比起已经放弃或从无手淫习惯的女子来，人数要来得多；这大概是有意义的，因为性冲动的健旺就是一般身心健旺的一种表示。汉密尔顿所研究的都是一些地位与才干在中等以上的已婚女子，而这些中间，只有26%郑重声明从小没有手淫过；同时，汉氏又观察到一种倾向（这我自己在许多年前便观察到过），就是，女性手淫习惯的开始，总在童年过去以后，而一般开始的年龄又大率比男子要晚，例如，在满25岁以后才开始手淫的，在男子中只有1%，而女子要占到6%。此外，汉氏的观察里还有许多有趣的发见。手淫的习惯，有的是由别人诱引的，有的是自动发见的，但两者相较，自动发见的例子，无论男女，要多得多。通常以为此种习惯的开始大率由于旁人的诱惑，由此可见是不确的了。还有一点也是很有意义的。在结婚以后，放弃手淫习惯的，男子虽只有17%，而女子则有到42%，但在结婚以后，依然手淫并且“屡屡”为之的，女子的数目差不多和男子相等，并且在婚后依然手淫的全部的女子中，也几乎占到半数；换言之，婚后依然“屡屡”手淫的女子要比男子为多，而偶一为之的，则男子比女子要多得多。这一层似乎告诉我们，已婚的男子手淫，大部分是因为旅行在外，或因其他外来的原因，而已婚的女子手淫，则总有一大部分是因为床笫生活的不能满意。还有一点值得注意，就是，认为手淫的习惯对身心的健康有不良影响的男子，要比女子多得多。

三位作家中，只有汉密尔顿对于夫妇双方所能经验到的床笫生活的相对满意，有过一番直接的探讨。因为他的研究对象里是夫妇都有的，并且数目相等，地位相当，可以比较，而调查的方法又复完全一样。他把满意与否的程度分成14类，他把各等的程度整理而列成表格以后，发见能够达到第7类的高度满意境界的，丈夫中有51%，而妻子中只有45%。换言之，在妻子方面，就全体而言，对于婚姻的失望，要比丈夫更见得严重。戴维斯女医师虽未直接比较这一点，但也能从旁加以坐实，因为她所研究的妻子在答案里提到对于婚姻表示满意的，以她们的丈夫为多，而她们自己则较少。我自己对英美两国婚姻的观察，虽没有汉、戴两家的精审，也很可以和他们先后呼应。总之，夫妇双方所表示的对婚姻的满意程度，差别虽未必大，但是可以很显然地看出来。

女子并没有什么特殊而与男子截然不同的性心理，这一层是越来越明显的。说女子有特殊的性心理，那是修士和禁欲主义者所想出来的观念，不过既成一种观念，也就流行了很久，到现在才渐渐被打消。不同的地方是有的，而且永远不会没有。男女之间，只要结构上与生理上有一天不同，心理上也就一天不会一样。不过在心理方面的种种差别，终究不是实质上的差别。我们现在已经看到，就基本的要素而言，男女的性的成分是一样的，来源也只有一个，而西洋一部分人的旧观念，认为这样便不免

"有损女子的庄严"，那是捕风捉影的看法，要不得的。

我们也看到，在性的境遇里，女子吃的亏大抵要比男子为大，这其间主要的理由，当然是因为以前的知识太不够，而传统的成见太深。虽则一部分的旧观念认为婚姻制度是男子为了女子的幸福而创立的，但事实上在这个制度里，女子受的罪要比男子为大，女子所获得的满意要比男子为少，不但一般的印象如此，更精审的妇科医学的证据也指着这样一个结论。例如，在研究到的1000个已婚女子中，狄更生发现175个有"性感不快"（dysparcunia）的现象，就是在性交的时候，多少会感到痛楚和不舒适，而对另外120个女子，在性交之际总表示几分性趣冷淡或性能缺乏，而这些在事实上也就和性感不快没有区别。而就丈夫方面而言，这两种情形是可以说完全不存在的。（唯一可以对比的现象，所谓性能萎缩，即阳痿，那完全是一种消极的状态，实在不宜相提并论）。总之，即就这一端而言，女子所处的地位是有比较重大的不利的

女子的这种不利，究属有几分是天生的，又有几分是后天环境所酝酿出来、因而还可以控制补救的呢？大抵两种成分都有。换言之，要在性交关系上取得充分的身心两方面的调适或位育，就在正常的形势下，女子本来比较难，而男子比较易。那当然是一个自然的不利，但也多少可以用自然的方法来加以纠正。目前我们的问题是，不幸得很，这种局部基于自然的不利，在人类以前的历史里虽多少也感到过，但似乎从没有像近代的这般厉害。戴维斯女医师，在转述她所研究的各个已婚女子的经验时，提到有一位曾经很惨痛地问道："为什么做丈夫的在这方面不多受一

点教育呢？”至于这些经验是什么，我们很可以从已婚女子的一部分答复里体悟得到。戴医师问大家对婚姻第一夕的反应如何，她们简短地答复：“啼笑皆非”“可怜可笑”“十分诧异”“满腔惶惑”“一场失望”“惊骇万状”“愤恨交并”“听天由命”“手足无措”“呆若木鸡”等等；同时有173个例子好像世故很深似的“承认这就是这么一回事”。当然，作这一类答复的女子大部分是在结婚前，对婚姻的意义，对婚姻的葫芦里究竟有些什么药，几乎全不了解，事前既全无准备，临事自不免发生这一类惊惶失措的反应了。这样，我们的讨论貌似到了尽头，实际上却又回到了当初的起点。

在以前，女子和她的性的情境之间，可以说是有一种适应的，至少，一种浮面上的适应并不缺乏。因为女子在结婚以前，对于和当时当地的生活应该发生一些什么密切的关系，多少总有几分训练，也可以说这种比较不能不密切的关系自会不断地给她一些训练，事前让她知道，让她预料，婚姻的葫芦里大概有些什么药，临事她也可以发见预料得大致不错。[1]到了更近的时代，她们不是全无训练，便是训练得牛头不对马嘴，训练的结果，也可以教她在事前预料婚姻的葫芦里有些什么药，但临事她会发见

---

[1]　以前的女子是生来就预备结婚的，所以当其月经已来之后，将近成婚之前，做母亲的对她多少总有一番教诫，让她知所准备。所谓“往至女家，必敬必戒……以顺为正，妾妇之道”的一类训词里大抵包括着不少虽属常识而不便形诸笔墨的话。所以说，葫芦里的药多少可以猜透几分。如今呢，女子生来便不一定结婚，尽管大部分终于不免走上婚姻的路，但事前既未打主意，临事自全无准备，家庭无此告诫，学校无此课程。于是闷葫芦一旦打开，除仓皇失措而外，自更无第二个反应。

压根儿不是这么一回事。换言之，近代以来，妇女的身份地位，妇女的每一个活动的园地，都静悄悄地经历着一番革命，其结果虽对性冲动并无直接的影响，而一种间接的、并不存心的、牵牵扯扯的影响，却到处皆是，四方八面都是。而同时，在男子的地位与活动方面，却并没有发生可以对比的革命，今日的男子还是五六十年前和七八十年前的男子。结果当然是一个无可避免的失其适应的局面。妇女运动或妇女革命的种种效果，我们既无法加以打消，也不想加以打消，那么要修正目前已失其适应的性的局面，那责任的大部分就不得不由男子担当起来。我们必须有一个新的丈夫来接待一个新的妻子。

生命的一切都是艺术，这话我以前已经说过不止一次。不过也有一些人不承认这句话。我以为这些人是误会了，他们把艺术和审美的感受力混做一回事，实际上却是两回事。一切创作，一切行为，都有艺术的性质，这不但以人类的自觉活动为然，一切自然界的不自觉的活动也可以说多少有些艺术的意味。说生命是艺术，实际上也不过是一种老生常谈，卑之无甚高论，要不是因为时常有人作为矫情的反面论调或口头上虽承认而行动上却全不理会，我们也无须把它特别提出来。就现状而论，说不定也正因为这种矫情与言行不相呼应的人太多，我们忍不住要说，要是人生是艺术的话，那大部分不是美好的艺术，而是丑陋的艺术。

我们说人生大部分是丑陋的艺术，指的是一般的人生，但若就性爱的人生领域而论，我们似乎更忍不住要说这样一句话。我们常听见说，两性之间，真正更能在自然界表示或流露艺术的冲动的是阳性，而不是阴性，这话是不错的，许许多多动物界的物类确乎是如此（我们只需想到鸟类，就明白了）。但若就在性爱领域以内的近代男子而论，就汉密尔顿、戴维斯、狄更生三位医师所和盘托出的种种事实而论，这样一个总括的结论，就很不容易达到了。这是很不幸的一个局面，因为恋爱这个现象，若当做性关系的精神的方面看，实际上等于生命，就是生命，至少是生命的姿态，要是没有它，至少就我们目前的立场而言，生命就要消歇。时至今日，我们对恋爱的艺术所以受人责备、忽略以致蔑视的种种原因，已经看得很清楚，并且可以很冷静地把它们列举出来，例如，宗教的、道德的、精神的、审美的等等。而这些原因的活动实际上并没有多大的根据，即基于成见者多，而基于事理者少，我们如今也看得很明白。这样一番认识，一种看法，是很重要的，我们今后要改进恋爱的艺术，这种看法是个必须的条件。我们也知道这种看法在目前已渐渐发生影响，即使与真正的事实与学理未必完全相符，但终究是个进步。有的人甚至根据这种新的看法，从而作为矫枉过正的主张，就是，想把性的活动完全看做一种寻常日用的活动，一种尽人必须例行的公事，好比穿衣吃饭一般，或一种随时乘兴的娱乐，好比跳舞与打球一般，事前既不需广事张罗，临时也毋庸多加思索；他们认为只要采用这样一个看法，一切性活动所引起的问题便根本可以不致发生，更无论解决之烦了。这样一个主张，虽属矫枉过正，也和以前的有些不同，就是，以前的人若有这种主张，往往是出于一时的意气，而今日的人作此主张，则大有相当的理论做依据。不过这种主张，终究是不健全的。英国的文学家与批评家赫胥黎（Aldous Huxley）对当代的生活风尚是有很深刻的观察与评论的一个人，他根据诗人彭斯（Robert Burns）的见地，曾经说过一句很真实的话："冷漠而没有热情的放纵行为是世界上最可怕的一件事。而恋爱这样东西，假如可以随便发生的话，结果一定是冷漠而没有热情的。"[1]还有一层我们不得不加以说明的，就是即使我们真把恋爱降低成为一种例行公事，或一种随兴消遣，我们对两性关系的协调问题，不但并不能解决，并且可以说很不相干。不久以前，我们把性结合看做一种义务，初不问其间有没有一些感情或浪漫的成分；那种情形固然是离开应有的健全状态很远，如今把性结合当做一种公事，一种娱乐，其为违反自然，其为与自然暌隔，事实上是同样远。[2]上自文明的人类，下至哺乳类以降的动物界，性结合的行为，就一般正常的状态而论，事先总有几分犹豫，几分阻力，而要消除这种犹豫与阻力，而使结合的行为得以圆满的完成，其间必须有充分的热情与相当的艺术。如果我们想否认这个自然的基本生理事实，我们是一定要吃亏的，而所吃的亏还不限于一种方式。

至此我们就说到了恋爱的艺术在卫生学与治疗学上的重要，而不得不多加一番申说。在以前，这种申说是不可能的，并且即使说来，也没有人能了解。在以前，所谓恋爱的艺术是可以搁过一边的，可以一脚踢开的，因为妻子的性爱要求既向来无人过问，而丈夫的性爱要求很多人都认为可以暗地里在婚姻以外别求满足的途径。不过时至今日，我们对于夫妇双方的看法都已经改变了。我们

---

[1] 赫氏是严复所译《天演论》的原作者托马斯·赫胥黎之孙。赫氏诸孙中有二人负有盛名，一是生物学家朱利安（Julian），一就是这位奥尔德斯（Aldous）。

[2] 霭氏是一个人文思想家，凡所主张，不离一个时中的原则，此处又是一些论证。

现在的趋势是承认妻子和丈夫同样有性爱的权利；我们也渐渐指望着，所谓一夫一妻的制度会切实地经过一番修正，不再像已往及目前的那般有名无实，掩耳盗铃。因此，在今日，不讲求恋爱的艺术则已，否则势必最密切地牵涉到另一个问题，就是单婚制或一夫一妻制的培植。因为，婚姻之制，除了一夫一妻的方式以外，实际上是行不通的，无法维持的，而即在一夫一妻的方式下，婚姻生活的维持已经是够困难的了。

恋爱的艺术，就它的最细腻最不着痕迹的表现而论，是一个男子和一个女子在人格方面发生最亲切的协调的结果。不过就它的一般粗浅的程度而论，这艺术也未始不是寻常性的卫生的一个扩展，亦即未始不是医师的工作范围的一部分。换言之，如果寻常的婚姻生活产生困难的问题或遇到困难的情境时，是很有理由可以向医师领教的。目前一部分提倡性卫生的人还往往忽略这一点，但我相信这种忽略的态度终究是不能维持的，事实上也已经很快地正在那里发生变迁。我们到了现在，再也不能说，求爱与性交的知识是天授的，是天纵的，是良知良能的一部分，因而无须教导。好多年以前，英国名医师贝杰特就说过，至少在文明状态下，这种知识是要授受的。我们不妨补充说：就在文明程度不高的民族里，这种授受的功夫其实是同样的需要，在这些民族里，男女青年到了相当年龄，便须举行很隆重的成人的仪式，而性交知识的训练便成为这种仪式的一部分。还有很多人所不大注意而值得提出的一层，就是这些民族所处的环境既比较自然，对于性交前的种种准备步骤也往往能多所措意，而性交方式的繁变，也是一个比较普通的现象。这些参考之点都是很重要的。求爱或交接前的准备必须多占一些时间，因为，在生理方面，时间不多，则欲力的累积有所不足，上文很早就说过，所谓积欲的过程是要充分的时间的；而在心理方面，时间不多，则恋爱中精神方面的一些成分便无从充分的发展，而真正的婚姻生活便失所依凭，因而不能维持于久远。我们也必须承认，交接是可以有许多不同的方式的，不同的方式虽多，要不至于超越寻常人性的变异范围之外，换言之，它们实际上并没有什么不正常，并不是一些恶孽的根性的流露。我们更须承认，这些方式的变换也是必须的，因为对于有的人，或在有的时候，某一方式要比另一个更相宜，更有满足的能力。新婚夫妇，有时要经过好多年，才发见只有在某种情况下，采用某一方式，性交方才发生快感，或单就妻子方面而言，虽无快感，也至少可以把不快之感减到最低限度。这两层，即交接前求爱的准备功夫与交接方式的变换与选择，如果能得充分的注意，我以为大多数女子方面所谓性能薄弱或性趣冷淡的例子已经可以不药而自愈。

上文所说的种种，我们如今渐渐了解，是一个贤明的医师所不能不过问的。我们应知即就受孕一端而论，女子的性的满足也未始不是一部分的条件，因为女子的地位，至少就受孕一点而论，决不是完全被动的。英国前辈中著名的妇科医师邓肯（Matthews Duncan）认为力保障受孕起见，女子的性快感是万不可少的，后来别的专家如同基希（Kisch）等对这个看法又曾经加以坐实。我们以为性交时快感的有无未必是受孕与否的一个万不可少的条件，因为世间大量的婴儿的孕育，总有一大部分是和这种快感之有无没有关系的；换言之，性交而有快感的女子既少，而婴儿之孕育却如此之多，足征两者之间不会有很大的关联。不过基希也发见性感不快的症候（基希认为这是和性交的不得满足是一回事）和女子不生育的现象有很密切的联带关系；他发见38%的不生育女子有这个症候，不过基氏所提到的只是一部分资料，至于一般的情形是否如此，或一般的关联程度是否如此之高，他却略而未论。[1]

上文所谓求爱的准备功夫指的并不是、至少不止是结婚以前的那一个耳鬓厮磨的阶段，而是每一度性交以前很自然也很必须的一个先决条件。这是恋爱艺术里最单纯与基本的一个事实，上文也曾提到过。开始求爱，大抵是男子之事，如果他从察言观色之中，觉得时机是相当成熟，他就不妨建议（他一定得察言观色，时机成熟与否，女子是决不会告诉他的）；建议是他，交接前后过程中始终取主动地位的当然也是他；不过如果女子也表示一些主动的倾向，这其间也丝毫没有什么不正常的地方，因为假定女子是一百分的被动的话，恋爱的艺术是无从说起的。在纯粹的生理方面，求爱的准备功大，即一些性爱的戏耍，直接可以引起女子的愉快的情绪，而此种情绪又转而激发生殖器官一带的腺的分泌，总要等到这种分泌相当多，使生殖器官呈一种浸润的状态，才可以开始交接，[2]否则勉强交接也是不愉快的，甚至于有许多困难。有时，因为分泌的缺

[1] 见基氏《女子的性生活》一书。

[2] 有人说起《易经》的咸卦是中国最古老的描写性交的文字，但译者以为与其说是描写性交的本身，毋宁说描写性交的准备。所谓“咸其拇”“咸其腓”“咸其股，执其随”“咸其脢”“咸其辅颊舌”都是一些准备性的位戏要，并且自外而内，步骤分明。孔氏《正义》解释“九四，贞吉悔亡，憧憧往来，朋从尔思”一节，似乎认为二体已入交接状态，窃以为义有未妥。

乏，不能不用滑腻的油脂之类来代替，但如准备的功夫充分的话，这种替代品应该是用不着的。

上文说的这些，在文明社会中虽往往被人忽略，但在所谓不很“进步”的民族里，却了解得很清楚。例如新几内亚的马来人，据说配偶的选择是很自由的（但须不侵犯图腾的界限和血缘的限制），并且男女可以同居好几个月以后才提到婚姻的缔结。有几个地方，又流行着一种风俗，就是男女青年可以同卧，男的可以把女的抱在怀里，同时对女子的上半身可以有抚弄的行为。在这种情境下，交接的行为倒也难得发生，但若发生，随后这一对男女也就议亲而成夫妇。[1]这一类的风俗，至少对恋爱艺术的一些基本原则是顾到了的。

交接前求爱的准备功夫的过程中又有很自然而也很需要的一点，就是在女子的阴蒂上，多少要运用接触、挤压或揉擦一类的方法来加以刺激，因为阴蒂始终是女子性感觉的主要汇点。[2]有的精神分析学派的人认为阴蒂之所以为此种汇点，只限于女子性发育的最初几年，一到成年期，正常的情形是这种汇点会从阴蒂转移到阴道，并且事实也往往如此。这种见解究不知从何而来，此派的人每多闭门造车的见解，我以为他们对女子的身心结构，如有几分真知酌见，这种见解是很容易消除的。阴蒂是性感觉的正常的汇点，起初如此，后来也未尝不如此，并且往往不但是主要的汇点，而且是

[1] 见塞利格曼（C. G. Seligman）所著《英属新几尼亚之黑人》。

[2] 民国三十年三月教育部召集的社会学名词审查会中，于cultural focus一词，译者提议应译为“文化汇点”，幸蒙同人采择。汇点似较旧日之焦点为佳，今译文中即加以引用。

唯一的汇点。女子到了成年，在性交生活确立以后，阴道会自成一个性快感的中心，也是很自然的，但其间说不上什么“转移”。狄更生以妇科专家权威的资格说：“就一大部分的女子而论，只有在阴蒂部分感受到压力以后，性交时才能达到亢进的境界，而这是完全正常的。”

说到交接的方式或姿势，有人以为正常而合理的姿势只有一种，就是女子平卧面上，而任何别的姿势是不自然的，甚至是“邪僻”的“作孽”的。[1]那是一个错误。人类历史中某一时代或某一民族所最通行的习惯未必就可以成为天下万世的师法。人类最古的一幅交接的图画是在法国西南部的多尔多涅（Dordogne）地方发见的；它属于旧石器时代的一个文化期——所谓索留特累期（Solutrian Age）。在这幅图里，平卧面上的是男子，而女子则取一种蹲踞的姿势。就现状论，不同的民族中，对交接的姿势，就各有其不同的习惯或风尚，而同一民族中，所采用的也大都不止一种姿势。[2]近时美国医生范·德·弗尔德讲到欧洲人的性生活时说，做丈夫的大都不知道床第生活的单调，如果知道，此种单调的生活是可以用姿势的改

---

[1] 中国也有这种看法，性爱的小说如《肉蒲团》也曾讨论到这一点。

[2] 交接的姿式的讨论，在东方的文献里虽也不大公开，但忌讳的程度要远较西方为浅。在中国，则一部分见于道家的作品，一部分见于性爱的小说，道家的作品还往往有几分科学的价值。近年长沙叶德辉氏汇印的《素女经》便是最好的一例（《梅影庵丛书》）。印度方面亦然。比较流行几种作品如《爱经》（*Kama Sutra*），《爱海慈航》（*Kamaledhiplava*）等在这方面都有多量的讨论，并且在要点上和近年来西洋医学界比较有份量的著述，例如范·特·弗尔特的《理想的婚姻》，没有很大的区别。

换来解除的，而姿势的改换事实上也没有越出正常的变异范围之外；可惜的是，他们大都根本不了解这一点，或虽知其可能，而认为只有“淫秽”的人才肯这样做，他自己是不屑为之的。[1]

事实上我们还可以说更多一些的话。对许多例子，只须选定一种姿势，问题就可以解决，但对另一些例子，问题要比较严重。就一部分女子而言，有几种姿势，甚至包括最寻常的几种姿势在内，是根本不易采用的，或勉强采用了，也可以感到极大的不舒适，而一种比较奇特的姿势反而比较容易，反而比较可以供给快感。

我们说到最广义的生理方面的性关系，我们还得记住很重要的一点，就是，凡属对于夫妇双方能增加满足与解除欲念的一切行为与方式，全都是好的，对的，而且是十足的正常的；唯一除外的条件是，只要这种行为与方式不引起身心两方面的创伤。（而就身心健全的人而言，这种创伤也自不至于发生，我们可以不必过虑）寻常的交接而外，更有两种主要的接触，一是女对男的咂阳，二是男对女的舔阴。这种吮咂的冲动是很自然的，即在从未听人道及过的男女，兴会所至，也往往会无端地自动地想到。我发见一般神经不大健全而道德成见又很深的人不断地发问，这种或那种不大寻常的性接触的方式是不是有害的，或是不是一种罪过。对于这种人，这一类的方式可以引起一番神经上的震撼，他们认为至少“从审美的”立场而言，这种方式可以叫人作三日呕。不过他们似乎忘记了这一点，就是，所谓最寻常与最受人公认的性交方式又何尝“美观”呢？他们应当了解，在恋爱

[1] 此论即见范氏《理想的婚姻》一书。

的神秘领域里，特别是到达床第之私的亲昵境界以后，一切科学与美学的冷静而抽象的观点，除非同时有其他特殊的人文的情绪在旁活动，照例是不再有地位的，有了也是不配称的。一般板执而讲求形式主义的人，一到性的题目上，尽管美意有余，总嫌理解不足，我们对他们，只是很婉转地把莎翁的一句百读不厌的老话提醒给他们听："恋爱说起话来，自有它的更善的知识，而知识说起话来，总充满着更亲密的爱。"[1]

在这一点上我们不妨补充一些事实。汉密尔顿在所调查的100个已婚女子——全都不能不假定为很正常、健康而社会身份很好的女子中，发见13个有过舔阴或咂阳的经验，或两者兼有，而13个例子都没有发生过不良的影响。因此，汉氏很合理地作结论说："无论何种性的戏耍的方式，就心理的立场而言，是没有禁忌的。"同时，汉氏也说了一些保留的话，其中最重要的有两点：一是此种戏耍在身体上不引起什么创伤，二是在心理上不引起什么罪孽的感觉。这都是很有意义的。汉氏也说到他在别处遇见过一些憨态可掬的例子，他们很天真烂漫地采用过这些所谓"作孽的"性的接触方式，当时并不知道这些方式在许多人看来是如何的龌龊，如何的凶险，如何的不得了，"一旦忽然发见这许多人的看法，一番震惊之余，不免深自懊恼追悔，结果很快地促成了一些癫狂的症候"。[2]即此一端，已足够教我们知道，当务之急是要让

[1]　原文是Love talks with better knowledge，and knowledge with dearer love。

[2]　这种症象西文称为paranoid（妄想狂）的症候，有此症候的人一方面很夸大，一方面总觉得有人因为妒忌他的伟大，不断地在暗算他，以至于谋害他，甚至于竟会发生被人谋杀的错觉。

一般人，在这一类性的问题上，得到一些更开明的见解。狄更生根据他多年的妇科经验，很贤明地说过，我们应当让每一个女子“可以放心地了解，夫妇之间，床笫之私，在高涨的热情弥漫充塞的时候，没有一件事是和精神恋爱的最高理想根本上不相称的；换言之，夫妇之际，一切相互的亲昵行为是没有不对的”。

在这样一本引论性质的书里，我们并没有讨论恋爱的艺术的种种细节的必要。不过在结论里，我们至少应当说明，恋爱的艺术绝对不限于身体与生理的方面。即使我们把生理的方面搁过不论，或虽论而认为它只有一些间接的关系，即使就成婚已经二三十年而性的生活已退居背景的例子而论，甚至即就根本不能有性交生活的夫妇而论，恋爱的艺术依然不失为一种艺术，一种不容易的艺术。夫夫妇妇之间，应当彼此承认个人的自由；生活理想尽管大致相似，其间脾气的不同、兴趣的互异，也应当彼此优容；彼此应当不断地体贴，应当坦白地承认自己的弱点与错误，同时也接受对方的错误与弱点，而不以为忤；嫉妒的心理是有先天自然的根据的；任何人不能完全避免，偶然的表现是一定有的，并且表现的方式也不一而足，这种表现在一方固然应当力求自制，在对方也应当充分宽恕——诸如此类问题的解决，尽管与狭义的性关系无干，也未始不是恋爱艺术的一部分，并且是很大的一部分，甚至可以说最大的一部分。并且，若有一分疏虞，不但夫妇的关系受影响，全部的人生艺术也就从此可以发生漏洞，成为种种悲哀愁苦的源泉。

总之，我们对夫妇的关系，总需取一个更宽大的看法；否则，我们对构成此种关系之种种因素，使此种关系的意义更可以充分发挥出来的种种因素，便无法完全把握得住。一定要这些因素都有一个着落，个人的幸福才有真正的保障，而除了个人的卫生上的功用而外，社会的安全与秩序也就取得了深一层的意义，因为，婚姻的维持与巩固也就根本建筑在这些因素上。弗洛伊德在1908年时说："要在性的题目与婚姻的题目上提出改革的方案来，那并不是医师应有的任务。"这种置身事外的看法现在是过去了，而弗氏自己后来也似乎看到这一点，因为，自从1908年以后，他在许多人生的大题目上，可以说一些含义再广没有的大题目上，下过不少思考，发过不少议论。时至今日，我们可以叫穿地说，医师的任务决不在保留一部分人间的罪孽，为的是可以借题发挥，甚至可以于中取利；这种看法尽管和医术的原始的看法完全相反，但时代既大有不同，我们的观念也自不宜故步自封，墨守成规。在医学的每一个部门里，医师和一般明白摄生之道的人的任务就在对人生的种种条件与情境，求得进一步的调整与适应，务使"罪孽"的发生越少越好。在我们目前所讨论的部门里，我们的任务更应如此，因为它和人生的关系要比任何其他部门更见得密切，而其为祸为福，所关更是非同小可。因此，医师对于任何医学的部门虽应有充分的认识与运用充分的聪明智慧，而对于我们目前所注意的部门，尤其应当如此。[1]

[1] 其他参考书目：

赖特（女）（Helena Wright）：《婚姻中的性因素》。

赫登（女）（Isabel Hutton）：《婚姻的卫生》。

罗比（已见前）：《恋爱的艺术》。

山格夫人与斯通（女）（Hannah Stone）：《避孕的实施》。

第八章　结论

第一节　性冲动的动力性质

人生以及一般动物的两大基本冲动是食与性，或食与色，或饮食与男女，或饥饿与恋爱。它们是生命力的两大源泉，并且是最初元的源泉，在人类以下的动物界中，以至于生物界中，生命的全部机构之所由成立，固然要推溯到它们身上，而到了人类，一切最复杂的文物制度或社会上层建筑之所由形成，我们如果追寻原要，也得归宿到它们身上。[1]

两个冲动之中，就其对个人的不可须臾离开的程度而论，饮食或营养自是关系重大，但性的冲动之于生命，以常态论，既极其错综复杂，以变态论，更可以趋于支离灭裂，不可究诘，所以它所唤起的注意，往往要在饮食之上；饮食是比较不可须臾离开的，而性欲则比较有间歇的；饥饿的驱策虽也有程度之殊，但其暴烈的程度每不如性欲之甚；饮食是一个人单独可以做的事，而性欲的满足有恃于另一个人的反应与合作——这些也未始不是它所以能唤起多量注意的原因。

不过饮食的冲动，其意义的重大尽往往受人忽略，也未始不是一般生命的一种动力，并且它的力量之大不在性欲之下，而不能很狭隘地把它限制在经济的范围以内。它和性欲的动力一样，

[1]　这不用说，不论古今中外，不论经验或科学，所见是完全一样的。

也可以转变而为一种心理的力量；在饮食而外的行为上表现出来，甚至于也可以升华，而其在行为上的表现可以取得精神的方式。人类生活必有其比较崇高之理想，我们对此种理想总有几分希冀愿望的心理，而愿望之至，我们往往用如饥似渴一类的形容词来表示。[1]理查兹（Audrey Richards）最近用了非洲南班图族（Southern Bantus）做主要对象，曾就这个食欲升华的题目，做过一番开风气之先的研究，并且已获得相当的结果。不过这是在我们题目以外的，我们搁过不论。[2]要紧的是，我们必须承认食与性在心理学上有同等的初元的地位，否则我们对于生命的观念便失诸片面与畸零了。

在社会生活的日常状况下——所谓社会生活与日常状态，当然是指我们的文明人类而言——性冲动力量的发挥大抵遵循三条大路。第一条是，我们可以避免一切性行为上的公开表现，让冲动的力量随时随地消散，至于消耗的途径，有正常的，也有不正常的，那我们也不问。第二条是，我们但需有短期的或偶然遇合的性关系，便觉得已经可以对付过去，甚至觉得已经满足，这种性关系的最常见的方式便是狎娼。第三条路是加入婚姻生活，那就是说，加入一种比较长期的性关系，而加入的时候，又认为如

[1] 这又是古今中外相同的，中外所不同的是，也许西洋用在比较抽象的理想上多些，而我们则用在比较实际的人事上多些。譬如说，国君求贤若渴；又如《诗经·国风·汝坟》说："未见君子，惄如调饥。"后一个例子又多少暗示给我们看，不但食欲可以适用饥渴的字样，性欲也可以借用。

[2] 见理氏所著书《一个未开化部落的饥饿与工作》（*Hunger and Work in a Savage Tribe*）。

果情形许可，还希望此种关系可以维持永久，甚至于至死不渝；同时，此种关系的成立，其所包容的共同旨趣，也不限于性欲的满足一端而止。三条大路之中，不用说，这第三条最可以引人入胜，最可以扩充与加醇人生的经验，至于有无子女，还是第二个问题。这样一个重视婚姻的看法是古今中外的文明社会无往而不通行的，初不论一个人属于何种宗教，或怀抱着那一派的道德原则，甚至于不受任何宗教以及道学派别的束缚。[1]

婚姻固然是最好的路，但也是一条必须披荆斩棘的路。我们在上文已经看到，整个的性活动的过程，包括婚姻的一路在内，是崎岖蹭蹬，随时随地可以发生危难，对神经有病态的人固然如此，对身心健全的人也未尝不如此。这其间的原因当然不止一端。性冲动的发育比其他冲动的发育完成得要迟，即在发育开始得比较特别早的人，其完成的期限也必在其他冲动之后；这是一点。性欲之所以为一种冲动，是有时期性或季候性的，而冲动之来，又自有其强烈的冲击的力量；这又是一点。宗教、道德、法律、习俗对于性冲动是最不放松的，它们合起来在性领域的四周安排上许多道藩篱，不让它越雷池一步；这是第三点，并且是很重要的一点。[2]因此，我们对于性冲动的整个过程，最需要的是

[1] 这三条可能的大路，在以前的中国，第一条可以说我们是否认的，第二条是默认的，第三条是公认的，即，在我们的民族文化里，真正公认为一条堂堂正正的大路。读者对于这一层如尚有疑问，可把《诗经》的《国风》部分再仔细地读一遍，对于毛苌的一些序文，特别是在《关雎》一诗的序文，再低徊讽诵一遍。

[2] 霭氏这一段议论当然也是适用于一般的文明社会。不过就中国而论，第三点的适用程度究不若基督教统治下的西洋社会为甚，一样是束缚，礼教的总不若宗教的那般严密。这种程度上的差别是要我们体会的。

一番卫生与防微杜渐的看法与布置，要应付得聪明，要随在的警觉，一刻不能松懈，因为若有疏虞，未来所演成的困难与纠纷，往往非医学所能完全排解。我们不能不把性的冲动看做一股力量，好比发酵的力量一般，这不止是一个比喻，恐怕也是一个事实。自生理学发达以后，这方面学者的见解确已渐渐地公认性冲动是一种体内的发酵作用，由不止一种的强有力的酵母发出，而其表现的方式又可以变化无穷，有健康的，也有病态的，有正常的，也有反常的，有时候并且可以反常到一种程度，教我们几乎看不出它和性欲有什么关系，不过无论方式如何，有一点是相同的，即我们尽管可以在相当限度以内加以控制，加以利导，但决不能把它完全抑制或抹杀。这样一个对性冲动的观念，把它完全看做一股动的力量，而不是静的事物，虽若比较新颖，其实前人也早已隐约看到，精神病理学家安斯蒂（Anstie）在五十余年前已经运用这个看法来解释不止一种的精神病态，这几种病态后来大都叫做神经衰弱（neurathenia）。[1]兴登（James Hinton）也曾把它发挥过，特别是在若干道德方面；[2]后来在自动恋的观念里也有它的成分，假若性冲动不是一股内在的活力，自动恋的种种现象自无法解释；到了弗洛伊德，不用说，这观念更遇上了一位能手，弗氏更把它发挥得曲尽其妙。

---

[1] 安斯蒂是一位早年的精神病理学家，也是一位妇科专家，霭氏在这里称引到他，是因为他在五六十年前所著的一本《神经痛》（*Neuralgia*）里，已经看到性欲是一个富有动性的东西。霭氏在他的《研究录》里时常征引到他，并且把他推崇得很高，认为他是后来弗洛伊德的升华论的一个前驱。

[2] 关于兴氏，参看上文第六章第四节及528页注[2]。

我刚才说，性冲动是“一些强烈的酵母的发酵作用所产生的一种动力”，这说法还失诸模糊隐约。如果我们要为它下一个更准确的界说，我们不妨换一种口气说：“性爱的人格是建筑在一个三边有密切联系的三角上的，这三边是大脑、内分泌系统和自主神经机构。”自主神经机构是比较处于背景之中而不大显露的，但其重要性似乎不减于其他两边。不妨在这里说明一下，这机构包括消化系统、循环系统、呼吸系统、泌尿系统、许多的分泌腺以及这些系统所附带的中枢神经核。这个机构所管制与调节的可以说是生命的全部的基本功能。在心理学者中，康普夫（Kempf）对行为中自主的因素，一向认为极有意义，未可等闲视之，因为我们行为里有此成因，所以在生活环境中，我们会发生他称之为两种富有驱策性的动作的趋向，教我们或取或舍，或趋或避，可以分别叫做趋利的强制（acquisitive compulsion）与避害的强制（avertive compulsion）；这两种强制的动作大部分是归这自主的神经机构负责的。我们的动物界的祖先很早就有这个机构，因此，遇到危险，就知痛苦，因此要解除痛苦，就知所舍弃，知所闪避，及舍弃与闪避成功，痛苦就可以解除，生命借此得以维持延展，于是这些动作的倾向以及主持这种动作的机构得以保留而传授给高等动物，并且终于传授到我们身上。[1]这一番见解可以帮我们的忙，把身心两方面的因果关系联系起来，而教我们了解为什么一个个体在活动上归根结蒂是一个单位，一个分

[1] 康氏著一书叫做《人格中自主的若干成因》（*The Autonomic Factors in Personality*）。

不开的基体。它还帮着一种忙，就是教我们对所谓的“意志”，所谓的“情欲”，或总起来所谓的“欲”，即精神分析派所称的libido，或哲学家讲到性冲动时喜欢引用的“志”——也就是叔本华（Schopenhauer）所说的“志”（will），从此可以有一个更精确的观念，英国文学家卡莱尔（Carlyle）很早也说过：“我们所听说的各位上帝里，唯一最著名的一位也就是德国文字源流家格里姆（Grimm）所能考见到最早的痕迹的一位，那就是叫做意志的上帝了（God Wuensch或God Will）。”

弗洛伊德，从1912年以后运用他那一支生动灵活的笔，对于因性生活的困难而足以引起神经病态的各式各样的条件与环境，都曾加以仔细探讨；而他这一番探讨的结果，比起别人来，要特别见得有意义。因为，他虽然是精神分析派心理学的一位开山祖师，其见识比较广博，议论比较周密，往往处于一个超脱的地位，而不落一般精神分析派的窠臼，不受此派门户之争的支配。弗氏在这方面也作过一番分类的尝试，但他自己也承认这种分类是不满意的，因为它未必尽合医学诊断的立场。而所谓不合，指的是在同类的例子里，其病态所由发生的条件或情境未必完全一致，或某一病态的例子的条件或情境往往因时因地而有变迁，甚至于在同一时间之内，即有若干不同的条件或情境存在。不过无论如何，这种分类是有用的，至少它可以让我们知道，这些条件或情境是些什么。这分类里包括四个项目。（一）第一项足以发生神经病态的性的情境是最简单而显然的，也是大多数人多少总要经历到一些而无可避免的，那就是性欲的克制或拒绝，或足以造成克制与拒绝行为的情境。一个当事人只须身外有一个实际的对象，使他得以满足性爱的需要，这个人原是很健康的，可以丝毫没有病态的表示，但若情境转变，对象散失，而同时又别无适当的补偿的事物，神经病态也许就会发生；不过即使在这种境遇下，一面对性欲不得不克制，一面又要维持相当的健康，事实上也还有可能的两条路：一条是把精神上紧张的力量转移到实际工作或事业活动上去，假以时日，也许在工作的机会里终于找到了一个可以满足性欲的实际的对象；第二条路是如果这对象始终没有着落，当事人也许可以把克制着的性欲升华为另一种力量，而把它运用到与性欲不相干的精神的事物上去。不过这种转变的过程，弄得不好，会发生另一种倾向，就是荣格（C. G. Jung）所说的内转的倾向（intro version），就是抑制着的性冲动并不真正升华，而其力量的消散从实际的种种路线转进想象的种种路线，于是当事人的心理活动大都囿于一个梦想（dreamwishes）的境界。[1]（二）第二项的例子里，当事人的病态是比较内在的，而不是外铄的，他的病态的发生，根本并不因为外界的环境起了什么变化以致剥夺了他满足性欲的机会，逼迫他踏上禁欲的路，而是因为他自己的力不从心。外界的机会与对象是有的，当事人想觅取这种机会与对象的愿望与努力也是有的，不幸的是他有许多内在的困难，使他对于身外的环境、不能作适当的适应，纵有适应之心，实无适应之力，或有力而不足，于是虽明知什么是正常的满足性欲的方法，虽也曾用过一番心力，无奈他自

[1] 详见容氏的《分析心理学》（*Analytic Psychology*）；又《下意识心理学》（*Psychology of the Unconscious*）。

身的条件实在不足以相符，以致心劳日拙的结果，终于成为病态。（三）第三项包括因发育停滞或发育受了抑制以致发生的种种病态；这一项实在是第二项的扩充，所不同的是其中的例子更趋极端罢了；所以在理论上实无另分一项的必要。这一项里的当事人，就一般身心的发育而论，也许已过了青年期而进入了成年期，但是他的性心理的发育没有并行共进，以至于他所认为可以满足性欲的事物始终没有脱离幼稚的阶段；当事人也未尝不自知此种脱节的现象，也未尝不竭力设法克服这种幼稚的冲动与避免幼稚的满足方法，但事实上却不可能，或绝少成效，于是内心便发生冲突，积久而成为一种病态。（四）第四项里，我们发见所有的例子原先都是健康的，到了后来才发生病态，而其所由发生的原因又与外界的环境并不相干，至少是没有什么直接的关系。一个人在生命的过程里，总要经过几个关口。每个关口总要牵涉到一些生理上的变迁，例如春机发陈，又如月经止绝，其间一部分的变迁便是性欲的分量的增加或减少，而无论增减，势必暂时波及甚至破坏原有的生理上的平衡与和谐，即势必影响到健康，并且给足以引起神经病态的种种外缘一个良好的机会。到这时候，或欲力增强而环境不许其随在的满足，例如在春机发陈的时候，又或性欲的兴趣虽无大变迁，而满足性欲的能力则已大减，例如在经绝的时候，或外因内缘，不相凑合，或兴趣能力，不相呼应，也就成为致病的原因了。性欲的分量固然不容易衡量，不过，就个人而论，它是可以增减的，而此种相对的增减便足以引起困难，使当事人穷于应付。

弗氏这个分类虽没有客观的医学诊断的佐证，而只有抽象分析的价值，但也足够把所有的神经病态归纳起来，自正富有它的方便之处。我们要治疗种种因性欲而发生的神经病态与精神病态，或更进一步想从卫生方面预防这种种病态的发生，这个分类也可以给一些比较最准确的途径，而对于事先预防，比起事后治疗，尤其有用。

无论一个人的先天体质如何健康，他在一生之中，多少不免要经历一些性生活的困难或病态；他在生命的过程里，一面要应付内在的生理上的变迁，一面要适应外界的境遇上的变迁，而于内外两种变迁之间，又不得不随在谋一种协调与和谐的关系。一有疏虞，上文所述的四种病态的一种或几种，即乘机窃发，而此种疏虞既无法完全避免，病态也就不能绝对不发生了。如果一个人遗传上更有些不健全的倾向，则此种困难或病态自难免变本加厉。性冲动是一股力量，在某种程度上还可以说是一股无可限量的力量，一个寻常的人，甚至一个超出寻常的人，要不断挣扎着来控制驾驭这股力量，本来就不容易，加上驾驭的人与被驾驭的力又都在不断变动，而双方所处的境遇也是不断在那里转移变化，其间危难的发生与不可避免，当然更是意料中的事了；这还是就正常的性冲动而论，或就当事人力求其正常发展的例子而论，如果遇到根本不大正常的例子，未来陷阱之多自更可想而知了。

上文说如果一个人的性冲动根本不正常，问题自然更加复杂。所谓不正常，一是指分量太多太少；二是指欲力的出路异乎寻常，甚至为寻常意想所不及；三也可以指性冲动已经有了确切的变态的方式，并且这方式有时还有些先天的根据。方式是比较具体的东西，也许不适宜用“先天”二字，但若遗传的趋势教它不能不终于采取这一方式，我们也还不妨说这方式是先天赋予的，而不是后天习得的。

讨论到此，我们大体上应该明白，我们在本书卷首对“性”之一词或弗洛伊德所称的“欲”之一词虽没有下什么准确的界说，我们到此可以知道，我们越是往下探讨，这名词的含义便越见得深广。弗氏自已经过数十年的潜心研究以后，对于性这个词或欲这个词的含义，也是越看越广，而一部分最初做过弗氏门弟子的精神分析家更青出于蓝地把欲这个词看得无所不包，甚至于到一个极端，把原来狭义的性冲动反而小看起来；韦尔斯（F.L.Wells）也是这样，他把欲这个词的内容扩大以后，主张不用“性爱”（erotic）一词，而用“享乐”（hedonic）一词，不用“自动恋”（auto-erotic），而用“自动享乐”（auto-hedonic）。伯特（Cyril Burt）曾经点醒给我们看，这种把性或欲的观念扩充的倾向是和近代心理学的一般趋势相符合的，近代心理学对我们从动物祖先所遗传下来的种种内在的行为倾向似乎有一种新的看法，就是认为它们全都从一个源头出发，为同一生命的冲动力所产生，它们不过是同一源泉的许多支流，许多从一股原始的大动力特殊分化出来的许多小股的动力罢了。[1]麦图格在他最近一本著作里，也把他以前关于本能的分类看得比较活动了许多，甚至可以说他对本能的观念已经有一种化零为整的新趋势，认为各种本能原是造化的伟大目的的一部分而已。“这伟大目的是一切生物所以取得生命的原因，它的前程，它的用意，我

[1] 见伯特所著文，《英国优生杂志》（*Eugenics Review*，1918年1月号）。

们目前所能模糊看到的，或加以名状而得其仿佛的，就是继续不断地绵延更长的生命与增加更多的生命而已。”[1]

我们同时也可以注意到荣格在这方面的见解。容氏也曾经把欲这个词的含义扩充得很大，比弗洛伊德最初所了解的性欲之欲要大得多，因此曾经招致过侪辈的不少批评。不过我们仔细想来，经他扩大以后，所谓欲（libido），实际上又回复到了古代原有的对于“一般的情欲”（passion or desire in general）的见解。这样一来，也就变做相当于叔本华的“志”（will）和柏格森的“生命的驱策力”（élan vital）；而伯特对于欲这个词的界说，也就因此得以大加扩充，认为它是从一切本能发出来的一股笼统的意志的力量。

我们在上文里难得用到本能这个词，讲到性本能，我们总是说性冲动，但若要用“本能”这个词的话，我们以为最好是把它看做比情绪更来得原始与基本的一种东西，而修正一部分人的看法，认为情绪是本能的一个中心的成分，或本能中一部分的内容就是情绪，因为那是不妥当的。凡是讲到本能，我们联想所及，与其想到一些情绪的系统，毋宁想到一些意志的系统，因为后者是较为近情；加尼特（Garnett）有过这样一个看法，我们很可以赞同。[2]本能所联系着的冲动是一种很基本的意志作用。

弗洛伊德的学说，认为心理的范围至广，其上层属于意识部

---

[1] 见麦氏所著心理学教本《心理学：行为的研究》（*Psychology: The Study of Behaviour*）。

[2] 见加氏的《心理在动作中》（*The Mind in Action*）。

分，其下层尚有寻常知觉所不及的部分，弗氏叫做下意识或潜意识（the unconscious），其影响之大，弗氏也以为不在意识部分之下；而据弗氏的意见（1918年提出），生命中本能的成分实在就是这下意识部分的核心。下意识，包括这本能的核心在内，便是一种原始的心理活动范围，相当于人类以外的动物的智能，不过到了人类，又加上一层理智的意识的机构罢了。所以弗氏又说，抑制的作用就教我们退回到这一本能的阶段，所以我们的文化越高，我们的创获越富，我们的代价，就是抑制的需要越大，而神经病态的机会也越多。[1]

说到这里，我们又回到以前讨论过的张弛的原则或收放的原则了。自由表达是放，克己自制是收。文明社会中固非此不成，动物生活也要靠它维系。[2]我们这一层看法就和一般的精神分析家以及精神病理学者的看法不大一样了。我在以前已经说过，从事于精神病理学的人，根据他们自己特殊的经验，往往只看见抑制的危险，抑制足以致病，特别是神经病态，而不见其为物理的一种自然趋势，也不见其为生命的两大原则之一，显而易见那是失之偏颇的。

我以为只要在正常的范围以内，即只要不过分，而当事者又是一个健全的人的话，张弛收放，表达抑制，二者互为消长，更迭用事的结果，是无害的，并且是健全的，甚至为生命所必需。这一点

[1] 见弗氏《论文集》第三辑中，《一个幼稚性的神经病态》（*An Infantile Neuriosis*）。

[2] 参看上文第六章第一节及528页注[2]。

我们一定得明白了解。若说下意识的活动与意识的活动一定是不相容的，或不和谐的，或虽不一定，而不相容的机会为多，那实在是歪曲了事实。假设有人在此，他的下意识不断地要和他的意识发生龃龉，那真是太不幸了。我们但须稍稍地用心观察，可知就我们中绝大多数人而论，这决不是事实。我们也只须把自己晚上做的梦参考一下，因为梦是能够最亲切地把下意识的活动揭开给我们看的一种东西。我敢断定，大多数正常的人所经历的梦境里，不断地总有一部分是白天经验的重演，白天意识界的事实与情绪的再度铺陈，有时并且铺陈得更美满，更温柔。不错，有时候梦境是一番潜在的不和谐的启示，不过同时我们也得承认，两层意识界的和谐，也未尝不可从梦境中获取证验，可惜常人的心理特别容易注意到不和谐的事物，而对于和谐的事物，反而熟视无睹罢了。我们对于梦境，平常也但知注意到它浮面的一些光景，而以为已足，而对于它蕴藏着的内容与意义反而容易忽略过去，否则这一类错误与片面的见解也就无从发生了。

第二节　升华

在一个健全的人，表达与抑制的持平，无论大体上维持得如何得法，间或总还会发生一些困难，而在一个不健全的人，这种困难更不免成为无法排解的危机。一个普通而常有人提出的补救方法是升华（sublimation）。不过提出的人往往提得太容易、太随便、太不费吹灰之力。这诚然是由于一种很寻常的误解，以为性欲的压力是很容易恝置不问或挥之即去的。为若干少数人，这也许可以，但就多数人而论，我们早就看到，即使有百炼成钢似的意志与毅力，也是不可能的。劳力工作的磨砺或心理兴趣的转移，都不中用。中等学校的校长先生们大都深信团体的体育活动有很大的用处，可以像缰绳之于野马，阻止性欲的活跃；其实不然，除非把运动增加到一个过火的程度，使学生疲惫不堪，更不再有余剩的精力来“胡思乱想”，但这又是很有害处的。有人说过，在学校里，最著名的运动员往往也就是最浪荡而不修边幅的人。这也不是，那也不是，然则我们又能够做些什么呢？在答复这问题以前，我们先得弄一个清楚，我们到底要做些什么。如果，我们像加尼特一样，相信性欲之所以为一种本能与性欲之所以为一种胃口或嗜好，实在是可以分得清楚的（加氏批评弗氏，说他往往把二者混为一谈），就本能而论，本能的激发是必须靠外缘的，有可以满足性欲的外缘存在，内在的本能才得以唤起，如此，如果可以避免这种外缘，问题不就很简单么？不过就胃口或嗜好而论，就不同了，胃口的形成，是由于内因，而不由于外缘，好比饮食，一个人到了相当时候，自然要饿，初不论外界有没有可吃的东西；所以性欲的外缘尽管可以闪躲，而性欲的胃口总是要发生的。[1]又如琼斯的议论，我们在这里感到关切的，并不是狭义的性欲，而是“性本能的许多个别的生物学的成分，也就是许多不同的幼稚的倾向；这些成分或倾向到了后来成为性欲的基础以及许多不属于性欲的兴趣的张本……其所以能如此的缘故，盖由于性的力量的特殊转移，从一个原来的兴趣领域转入了

[1] 见加氏书《心理在动作中》。

另一个领域。”[1]琼氏这一番话虽有参考的价值，但同时，我们也必须记住，升华的需要，大抵在一个人的幼年是不发生的。日本人松本的研究指出睾丸里的间隙细胞（interstitial cells），既然在一个人出生后不久便进入休止状态，一直要到春机发陈期过后才重新开始活动，可知一个人在幼年时似乎不会有很强烈的性兴趣的（固然，我们应当补充一句，我们到如今对于性冲动的所有来源，还没有能明确知道，间隙细胞的分泌作用不过是一个来源罢了）；同时，女子的性兴趣起初也往往是潜伏的，或散漫得茫无头绪，有时一直要到30岁光景才集中起来，才尖锐化。话虽如此，升华的问题迟早总不免要发生，而对遗传良好操行稳称的人，这问题更要见得急迫。

希腊哲人柏拉图说过，恋爱是一棵天上生长的树。我们不知这句话究应作何解释，如果说，恋爱之所以为一棵树，根柢虽种在地上，长在人间，而开出来的花朵，却美得好比“天上”的花一般，这样一个比方可以说是很实在而可以证明的一个真理。历来的诗人都了解这个真理，并且不断地引作他们诗歌的题材。但丁（Dante）诗中的女主角贝雅特里齐（Beatrice）实际上不过是佛罗伦萨的一个女子，但到了但丁手里，一经想象的渲染，却成了他进入天堂的向导；即此富有代表性的一例，已足征很寻常的一个性对象的吸引，会怎样蜕变而为一番精神活动的强有力的刺激。

升华之成为一套理论，有人曾经加以考据，认为不但可以追溯到柏拉图，并且可以推源到更富有科学精神的亚里士多德。德国文

[1] 见琼氏《精神分析论文集》。

艺批评家莱辛（Lessing）认为亚氏的“涤化论”或回肠荡气之论（katharsis）指的是“一般情绪或情欲的转变而为合乎道德的行为意向”。不过莱氏这番解释恐怕是不对的，亚氏讲这一套理论的时候，心目中指的不过是怜悯或恐惧一类的情绪，经过一度抒发以后，心中稍稍觉得舒适罢了，事实上怕与性的情绪不很相干；而加尼特也很正确地说明过，这只不过是一种情绪的宣泄，宣泄决不是升华。

其实一直要到基督教上场，升华的概念才慢慢形成，在我们的想象中才逐渐具体化。若从这方面加以追溯，可知最早创说的人是一位隐遁在埃及沙漠地带的早期教父，叫做麻卡流士大隐（Abbâ Macarius the Great）。据一部分人的看法，他也是“基督教国家里第一个科学的神秘主义者”；昂德希尔（Evelyn Underhill）在《神秘之道》（*The Mystic Way*）一书中曾经介绍过麻卡流士的见解，说一个人的灵魂的实质是可以逐渐转变的（灵魂在他心目中并不是一种绝对的非物质的东西），灵魂原先是很重浊而趋于下坠的，但一经神圣的火烧炼以后，就渐渐变为更纯粹而精神的了。他说：“灵魂好比五金，抛在火里，就失掉了它们自然的硬性，并且越是在熔炉里留存得久，越是在火焰的不断烧炼之下，就越软化。”火烧着是痛楚的，但它也就是天上的光，而对于麻卡流士，光与生命原是一回事。在这里，我们可以说真正找到了我们近代所了解的升华的观念了，麻卡流士的说法也许还不够确切，但在当时，已经要算再确切没有的了。麻卡流士是圣巴西勒（St. Basil）的朋友，圣巴西勒是基督教中心传统里的一位领袖，因此，麻卡流士这一番见解后来成为基督教神秘主义的一部分，不断地在神秘主义者的言行里表现出来，再后，热那亚的圣卡特琳（St.Catharine of Genoa）的涤罪地狱论（doctrine of purgatory）就建筑在这一番见解上：罪孽就等于灵魂生了锈，只有地狱之火才可以把这层锈燃烧净尽。[1]

上文所引的见解里，我们还未见“升华”的名称。到了后来，在诗人的歌篇里，接着又在道德家的作品里，我们才确确实实地读到这个名称，而这一类作品说到升华的时候，倒是和宗教的教义并不相干。所谓升华，就原有的意义而言，指的是用热力，把一种质料，从我们普通认为比较粗糙、比较重浊、比较块然一物的[2]状态，化为我们认为比较越超、比较轻清的气体状态。这样一个过程好像很有诗意，于是诗人就把它利用，来象征我们精神生活里的一个仿佛相同的过程；在十七世纪初期，他们利用得最多。例如戴维斯（Davis）在他那首《灵魂的不朽》的诗里就有这样一句：“资升华之妙法兮，变肉体而为精神。”同时，散文作家，在宗教和其他方面，也抓住这个观念。例如泰勒（Jeremy Taylor）在他的作品里说到“把婚姻升华成一个圣礼（sacrament）”；又如夏福兹贝瑞（Shaftsbury）在1711年讲到人生若干淳朴的通则，说人生的方式原是重浊的，但如“借重一

---

[1] 天主教论死后生命，分三界，普通的地狱最下，其次为涤罪地狱，亦称涤罪所，再上为天堂。人入天堂以前，必须经过涤罪地狱的火的一番锻炼。

[2] 原文于此用“物质的”一字，而外加引号。这对于西方的读者是有很清楚的意义的，而于中国的读者则否。西方文明，特别是在基督教教义的熏陶下，把心与物，或灵与肉，划分的特别清楚，所以霭氏用此一字。今改译为“块然一物的”。

种精神的化学，不难升华”而为更高超的方式；又如，到了1816年，皮科克（Peacock）也说到“那种热烈的升华作用就是伟大与力量的源泉”，这样一个用法就和我们今日的用法更相近了。后来叔本华对于这个观念也相当重视。

在性心理学的范围内，所谓升华包括两点，一是生理上的性冲动，或狭义的“欲”，是可以转变成比较高尚的精神活动的一些动力；二是欲力既经转变，就不再成为一个急迫的生理上的要求。这样一个升华的观念目前已经成为一部分通俗的心理学识，流传得很广。不过采纳这个观念的人，似乎不一定了解所谓升华的过程，即仅就其物理的本义而论，是必须消耗许多力量的，若进一步而就其比喻的或精神的意义而言，则尤其是言之匪艰，而行之维艰。“升华”也许不止是个名词，而确代表着一种由粗入细、由质入文、由生理的冲动变为心理的力量的过程，而此种力量的消耗大致相当于欲力的消耗，而消耗后所获得的满足亦差足以替代性欲的满足——这我们也许可以接受。不过，我们必须承认，这样一番转变，虽非不可能，却是不容易的，也不是亟切可以期望成功的，并且也许不是人人可能，而只是少数神经组织比常人为细腻的人才真正可能。性心理学的作家中，希尔虚弗尔德便轻易不肯接受升华的观念，他主张用另外一个名词来代表类似升华的现象，叫做“性的当量”（sexual equivalents）；他并且否认绝欲的人所产生的科学文艺的作品比不绝欲的人所产生的更为优异卓越，他只承认只有在宗教家和从事剧烈的体力工作的人中，我们才可以找到升华的作用。

不过弗洛伊德是承认升华的，他甚至准备下一个异常概括的论调，即整个的文明是由一切本能的力量升华而成，而所谓一切本能自包括性本能在内。他指给我们看，并且用他惯用的口气说，性冲动是最富有可塑性的，叫它圆也可以，叫它方也可以，甚至于它的对象，我们也随时可以替它转换。他以为各式各样的人中，也许艺术家升华的本领要特别大。

近年以来，精神分析学派的人很想对升华的观念，作一番更精当的解释，下一个更准确的定义，同时又想把它和别的可以相混的心理过程更明白地划分开来。例如格洛弗（Edward Glover）就是一位，他曾经有过一度很冗长而细密的讨论。他的议论可以说是属于“形而上心理学”（metapsychology，大致即心理学的形而上学）的范围，对一般读者未必引起多大兴趣，不过他的主要结论是值得参考的，他认为升华的观念虽至今还是模糊不清，我们因而也不便依据它作什么肯定的推论，但只是引用升华的名词，是没有什么不合理的。[1]

不用说，就日常生活而论，我们即使不了解升华的过程，即升华之际，力的转变究属是怎样一回事，也没有什么很大的关系。不过我们必须承认，这过程大体上是发生在意识的境界以下的，因此，我们的意志尽管可以跟随它走，却不足以控制它，促进它的完成。还有一点也很重要，就是我们不要把升华作用和欲力的改道相混，应知升华以后，性欲应该不复是性欲，而欲力改道后，性欲依然是性欲，不过另换了出路罢了；我们也不要把升华作用和病态的象征或代用品混淆起来；我们

[1] 格氏这篇论文叫做《升华、替代与社会的愁虑》（*Sublimation, Substitution, and Social Anxiety*），载在1931年7月号的《国际精神分析杂志》。

应知不讲升华则已，否则这其间所发生的变迁必须是从幽谷进入乔木，而不是从乔木退入幽谷，其间一定得假定着一个更高的文化水准。例如一个患窃恋的人把偷窃的行为替代了性的活动，这一完成决不能叫做升华。要不是因为确乎有人似是而非地提出过这种例子，认为是升华的证据，我们这一段话原是无须说得的。

有几个精神分析学派的人，接受了弗洛伊德的“文明由于性欲升华”的一部分理论，又把它引申到了极度。例如，瑞士的一个支派（有一个时期它的代表人物是梅德）认为升华的结果将来可以创造出一个“精神综合”（psychosynthesis）的局面，甚至一个新的宗教，在这一宗教里，人的灵魂，和但丁的一样，也被引导着，自地狱进入涤罪所，再自涤罪所入天堂，所不同的是，但丁诗中的向导——诗人到此换了一个医生罢了！

意大利的精神治疗学家阿萨奇奥利（Assagioli）的见地比较要中和得多，他认为如果一方面性欲是过分的强烈，而一方面正常满足的机会又是过分的难得，在这样一个杯水车薪似的太不相称的局势下，升华是有很大价值的。高水准的心理活动和低水准的性欲冲动也许有些因果关系，但阿氏以为如果把一切高水准的心理活动全部推溯到若干单纯的冲动上去，似乎是不大妥当的。在实际的治疗方面，他也不大用直接的精神分析法，而改用他所称的自动升华法（auto-sublimation）。他说，自动升华的结果虽不能用仪器来量，或在熏满了炭墨的记纹鼓上用忽上忽下的一根曲线表示出来，然而却是一样的真实，一样的有效；他又明白地指给我们看，一个人要真正获取升华的益处，第一必须纠正他对性的观念，决不能再把它看作兽性的表现而引为可耻，因此非力加抑制不可；这种错误的观念存在一日，即一日得不到升华的效果。这自然也是很对的。在他看来，性的冲动虽然强烈，也不难把它和高水准的情绪活动与理智活动联系起来，而转移它的出路；如果能把工作或职业的性质完全改变一下，能完全转进一种真正有创造性的业务，则升华尤易收效，因为艺术的创造和性的升华，关系最深且切，此种关系的究竟，我们目前虽还不甚了解，但其存在总是体会得到的。（希尔虚弗尔德某次提到西文中genus一词与genius一词盖出一源，前者指生殖，指物类，后者指天才，指创造；生殖与物类是欲力未经升华的结果，天才与创造则为欲力既经升华的效用，与此可以相互印证）阿氏又引歌剧家瓦格纳的巨著《特里斯坦》（*Tristan*）为升华结果的最神奇的一例，通篇作品中都充满着作者对女子维森唐克（Mathilde Wesendonck）的热烈的情爱的火焰，假如作者在实际生活里得以顺利地满足他的热爱，这巨著便不会与世人相见了。

阿萨奇奥利这一番议论也可以帮着提醒我们，让我们知道升华的功用也正富有它的限制。根据热力学的第二条法则：“没有一种机会可以把所有接受到的热力转变成为工作；只有这热力的一小部分是转变成工作的；其余全都放散出去，成为废弃的热力。”我们如今讨论到升华，我们也是把一个有机体当做一件正在动的机器看，因此，我们不得不承认总有一部分性的力量要“放散出去而成为废弃的热力”，至于废弃之后究竟作何方式，我们可以存而不论了。就是但丁，在他写《神圣的喜剧》时，也还有他的妻子和家庭。[1]

弗洛伊德在他的《导论演讲集》里，也曾说得很对："一个寻常的人所能吸收的未经满足的欲力的分量是有限的。欲力的可塑性与自由流动性固然很大，但不是人人能始终加以维持或充分加以保留的；因此，升华的结果至多只能消耗一部分的欲力而已；这还是就一般的人而论，若就升华的能力本来不大的人而言，那就更又当别论了。"总之，在一方面，升华的可能，升华的价值，升华的深远意义，是值得我们牢牢记住的；在另一方面，我们也得记住，即使升华成为事实，而当其进行之际，总有一部分的性冲动为升华所不及，而留剩下来，此种留余的欲力或从比较健全而原始的途径消散出去，或别寻不正常的出路，而形成各式的神经变态。[2]及[3]

[1] 霭氏这句话有语病，难道对于但丁，妻子和家庭便是接受废弃的欲力的尾闾么？译者以为这在但丁自己也未必承认。

[2] 霭氏于升华的理论，虽说得相当小心，但译者还嫌其过于肯定。译者比较更能接受的是希尔虚弗尔得的看法。近年以来，这方面的性心理研究也还不少。抗战开始前不久，译者曾经读到美国史密斯女子大学生物学教授帕夫希莱（Prof.Pavshley）的一本新书名为《生殖的生物学》（*The Biology of Reproduction*），他在结论部分也论到升华的可能与升华的效用，他征引了一种关于大学研究院青年的研究，认为这种青年的性欲，十之八九总有一些不规则的宣泄的方法，并不完全受到抑制，因此，他们的智力活动究属有几分是从升华而来，还是一个疑问。

[3] 关于本节，赫伯特（S.Herbert）的《生命与艺术中的潜意识之地位》一书也值得参考。

附录：中国文献中同性恋举例

一　溯原

同性恋的现象在动物生活史里就有它的地位。它和人类的历史是同样的悠久，大约是一个合理的推论。一般的历史如此，中国历史大概也不成一个例外。

清代的文人纪昀号称博古，他在《阅微草堂笔记》（卷十二）里说："杂说称娈童始黄帝。"下又有注说："钱詹事辛楣如此说，辛楣能举其书名，今忘之矣。"纪氏称"杂说"，好像也引着一种记载，又说同时人钱大昕能举其书名，又像别有所本。无论如何，他以娈童始黄帝之说"殆出依托"。每一件事物，每一种现象，都要替它找一个最初的来历，找一个原始，原是富有历史意义的中国人的一个长处，但一定要把一件事物的起始确定一个年代，和传统的历史联系起来，那我们以为就有几分迂阔了。实际上，像同性恋一类的现象，既可以在人类以外的高等动物中发见，就根本无法追溯出一个最早的起点来。娈童始黄帝，也许是后世好事者的一个依托，好比许多别的事物我们大都追溯到黄帝一样。当代史家既怀疑到黄帝的存在，那黄帝本身亦未始不出"依托"，则纪氏的怀疑自更见得有其力量。不过，就事实论，无论黄帝有无其人，同性恋的存在必犹在黄帝或黄帝所代表的时代之前。

《商书·伊训》说到"三风十愆"，说"卿士有一于身，家必丧；邦君有一于身，国必亡；臣下不匡，其刑墨"。三风之一叫"乱风"，乱风包括四愆，其一是"比顽童"。假如"顽童"

所指的就是后世所称的“男风”，或“南风”，这无疑的是关于同性恋的最早的记载了。历史的注疏家当然不用这种眼光来看，例如传统的孔安国传就说“耆年有德疏远之，童稚顽嚚亲比之”，不过一般的看法大都承认顽童就是娈童，纪昀就是这样承认 。他所怀疑的是这一部分的《尚书》既出梅赜伪古文，所以也许不足为据，好比娈童出黄帝之说不足为据一样。

《战国策 · 秦策》，田华之为陈轸说秦惠王，所引荀息的一段话和我们的题目也有关系。晋献公“欲伐虞，而惮宫之奇存。荀息曰，《周书》有言，美男破老。乃遗之美男，教之恶宫之奇，宫之奇以谏而不听，遂亡。因而伐虞，遂取之”。这《周书》是所谓《逸周书》，或《汲冢周书》，全文是“美男破老，美女破舌，武之毁也”。宋代所辑《太平御览》引《逸周书》，又作“美男破产，美女破居”。无论如何，这里所说的美男，既与美女相提并论，是一个同性恋的对象无疑。

“比顽童”成为乱风的一种，以致伊尹对太甲的训诫里不得不特别提出；降至周代，“美男破老”或“美男破产”居然成为一种谚语。可见在商周两代，同性恋的现象不但存在，并且相当的流行，说不定在有的地方和有的时期里还有过成为一种社会病态的趋势。

这在周代，我们还可以找一些左证。就春秋里一个段落说，一部《国风》里说不定有好几首诗是歌咏着同性恋的，特别是在《郑风》里，“郑声淫”是一向有名的。清代某人笔记说程廷祚（绵庄）注《郑风 · 子矜》一章，谓是两男子相悦之词。程氏有《青溪诗说》一种，不知是否即为此注所从出，可惜播迁以还，箧中存书不多，一时无法查考。《子矜》一诗是这样的：

> 青青子矜，悠悠我心，纵我不往，子宁不嗣音?
> 青青子佩，悠悠我思，纵我不往，子宁不来?
> 挑兮达兮，在城阙兮，一日不见，如三月兮!

据《诗序》说，这是一首刺学校废坏的一首诗，何以见得是刺学校废坏，我们固然看不清楚；但何以见得是指二男子相悦，我们也看不明白，不知程氏还有什么别的依据没有。如果没有，而只是就辞气推论，那么，《郑风》中这一类的作品实际上还不止一篇，例如《山有扶苏》《狡童》《褰裳》《扬之水》。前三诗再三的提到狂且、狡童、狂童，而《褰裳》一诗的序里更有“狂童恣行”的话，《扬之水》一诗则有“终鲜兄弟，维予与女”“终鲜兄弟，维予二人”等句，只从辞气推论，又何尝不可以说有好几分同性恋的嫌疑呢?

二　一部分史传中的实例

不过春秋时代的第一个同性恋的实例，也是记载上所见到的第一个实例，是出在齐国。《晏子春秋》里有如下的一段记载：

> 景公盖姣。有羽人视景公僭者。公谓左右曰：“问之，何视寡人之僭也?”羽人对曰：“言亦死，而不言亦死，窃姣公也。”公曰：“合（俞樾说，疑应作否字）

色寡人也，杀之。”晏子不时而入见曰：“盖闻君有所怒羽人。”公曰：“然，色寡人，故将杀之。”晏子对曰：“婴闻拒欲不道，恶爱不详，虽使色君，于法不宜杀也。”公曰：“恶，然乎！若使沐浴，寡人将使抱背。”

汉刘向校定《晏子春秋》的时候，就把这一段极有趣的故事，列入“不合经术者”的“外篇”，又别作说明，说：“又有颇不合经术，似非晏子言，疑后世辩士所为者，故亦不敢失，复以为一篇”，即今“外篇第八”，而这段故事便是外篇中的第十二章。元人刻此书，在这一章下注着说：“此章不典，无以垂训，故著于此篇。”清卢文弨所藏吴勉学本《晏子春秋》，据说就没有这一章。近人张纯一作此书校注，也于章末作案语说：“此章当删。”我们如今应当感谢的是，此章虽“不合经术”，却始终没有被人删去。不合经术就是不经，不经就是不正常，同性恋与异性恋相较，确是乎不正常，但亦不必删削。《郑风·子衿》，信如程绵庄所说，是一首两男相悦之词，孔子删《诗》也没有把它挑剔出来，扔在字纸篓里。

第二个实例是卫灵公之于弥子瑕，这在韩非子的《说难篇》里和刘向的《说苑》里均有记载。《说难篇》里说：

昔者弥子瑕有宠于卫君。卫国之法，窃驾君车者罪刖。弥子瑕母病，人闻有夜告弥子。弥子矫驾君车以出。君闻而贤之曰：“孝哉，为母之故，忘其犯刖罪。”异日，与君游于果园，食桃而甘，不尽，以其半啖君。君曰："爱我哉！忘其口味，以啖寡人。"及弥子色衰爱驰，得罪于君，君曰："是固尝矫驾吾车，又尝啖我以余桃。"故弥子之行，未变于初也，而以前之所以见贤，而后获罪者，爱憎之变也。

世称同性恋为"余桃断袖"之癖，一半就以这故事做典据，其余一半见后。

《郑风·子矜》一诗所歌咏的是不是同性恋，我们不敢断言，不过晋人阮籍的诗里，确乎有专咏战国时代两个同性恋的例子而借以寄兴的一首诗。阮氏有《咏怀诗》十七首，第三首是：

昔日繁华子，安陵与龙阳，
夭夭桃李花，灼灼有辉光，
悦怿若九春，罄折似秋霜，
流盼发姿媚，言笑吐芬芳，
携手等欢爱，宿昔同衣裳，
愿为双飞鸟，比翼共翱翔，
丹青著明誓，永世不相忘！

安陵与龙阳便是战国时代的两个同性恋的实例了。前者出《战国策·楚策》，后者出《战国策·魏策》，亦均见刘氏《说苑》。安陵君的故事是这样的：

江乙说于安陵君曰："君无咫尺之地，骨肉之亲，处尊位，受厚禄；一国之众，见君莫不敛衽而拜，抚委而服，何以也？”曰：“王过举而色，不然无以至此。”江乙曰：“以财交者，财尽则交绝；以色交者，华落而爱渝；是以嬖色不敝席，宠臣不避轩（按：“避”字亦应作敝或弊，见《文选》阮籍《咏怀诗》注）；今君擅楚国之势，而无以自结于王，窃为君危之。”安陵君曰：“然则奈何？”曰：“愿君必请从死，以身为殉，如是必长得重于楚国。”曰：“谨受令。”

三年而弗言。江乙复见曰：“臣所为君道，至今未效，君不用臣之计，臣请不敢复见矣。”安陵君曰：“不敢忘先生之言，未得间也。”

于是楚王游于云梦。结驷千乘，旌旗蔽天，野火之起也若云蜺，兕虎嗥之声若雷霆。有狂兕牂车依轮而至，王亲引弓而射，一发而殪。王抽旃旄而抑兕首，仰天而笑曰：“乐矣，今日之游也！寡人万岁千秋之后，谁与乐此矣？”安陵君泣数行下而进曰：“臣入则编席，出则陪乘，大王万岁千秋之后，愿得以身试黄泉，蓐蝼蚁，又何如得此乐而乐之？”王大说，乃封坛为安陵君。

宋鲍彪注说安陵君名坛，失其姓。《说苑》，坛作缠。唐人所辑的《艺文类聚》则也作坛。楚王，《说苑》作楚共王，而今之《楚策》则次于楚宣王之后。

龙阳君的故事则见《魏策》：

> 魏王与龙阳君共船而钓。龙阳君得十余鱼而涕下。王曰："有所不安乎？如是何不相告也？"对曰："臣无敢不安也。"王曰："然则何为涕出？"曰："臣为王之所得鱼也。"王曰："何谓也？"对曰："臣之始得鱼也，臣甚喜；后得又益大，臣直欲弃臣前之所得矣。今以臣之凶恶，而得为王拂枕席。今臣爵至人君，走人于庭，避人于途；四海之内，美人亦甚多矣，闻臣之得幸于王也，必褰裳而趋大王，臣亦犹曩臣之前所得鱼也，臣亦将弃矣；臣安能无涕出乎？"魏王曰："误，有是心也，何不相告也？"于是布令于四境之内，曰："有敢言美人者，族。"

龙阳君姓名均不传。所称魏王又不知究属是哪一个，惟《策》中则次之于安釐王后。元人吴师道重加校注本说："此《策》不知何王，未可以安釐衰季之世，遂附之也。"无论如何，后人称同性恋为"龙阳"，源出于此。

安陵与龙阳两例也有人以为不是男子，而是女子。吴师道重加校注本，于龙阳君下辨正说："幸姬也，《策》言'美人'，又云'拂枕席'，此非楚安陵君、鄢陵君、寿陵君、赵建信君之比。长孙佐辅于《武陵》等诗，用'前鱼'字，皆以宫人言之。"这种辨正的说法也未免太天真了，好像"拂枕席"的人非"幸姬"不可，而嫉妒女的美人得宠的人，更非自己是一个女的美人不可！长孙佐辅是唐德宗时候的诗人，偶尔引用前后鱼来比拟宫人，注意之点原在宠幸的前后得失，而不在对象是男是女，又何尝不可以。另一个唐人司马贞，作《史记索隐述赞》，于

《佞幸列传》后面说："泣鱼窃驾，著目前论"，也引用到这个"鱼"字的典故，吴氏不参考到他，而偏要参考到一个诗人，这也是令人难于索解的。吴氏把楚安陵君和鄢陵君、寿陵君、以及赵国的建信君相比，也欠斟酌。安陵君事已见上文。鄢陵君与寿陵君见《楚策》庄辛谏楚襄王章，建信君见《赵策》孝成王下，都是所谓幸臣，但应知所谓幸的程度很不一致。安陵君的幸可以到"入则编席"的程度，而鄢陵寿陵，则记载所及，只到一个"出则陪乘"的程度，关于建信君，则"从辇"而外，史有"所以事王者以色"的话，但"事"到什么程度，则又不详。所以至少就留传的记载而论，安陵君是不便与其余三人相提并论的。所谓"入则编席"是否与"拂枕席"同一意义，我们固然不敢断言，但在十分天真的吴师道氏看来，大概是不同的，因为照他的看法，"拂枕席"决不是男子之事。至于安陵君，后世确也有误以为女子的。唐林宝《元和姓纂》说："安陵小国，后氏之，安陵缠，楚王妃。"

这时代里还有一个美如女子的男子叫子都，一说姓冯。孟子也说到"不识子都之姣者，无目者也"。后世引用到子都，有但以为美男子的代表的，也有以为同性恋的对象前，可惜文献不足，一时无从细究了。

司马迁作《史记》，班固作《汉书》，在列传部分特立"佞幸"一门，也替我们留下好几个同性恋的例子。合并了两书中《佞幸传》的内容说，前汉一代几乎每一个皇帝有个把同性恋的对象，或至少犯一些同性恋倾向的嫌疑：

高帝——籍孺；惠帝——闳孺；文帝——邓通、宦者赵谈、北宫伯子；景帝——周仁；昭帝——金赏；武帝——韩嫣、韩说、宦者李延年；宣帝——张彭祖；元帝——宦者弘恭、石显；成帝——张放、淳于长；哀帝——董贤。

所谓佞幸，程度自大有不齐，方式亦不止一类，方式之中，同性恋当然是一个。但究属依恋到什么程度，各例之间，大约也很有分别。姑且归纳成下列的四类：

一、非宦者——同性恋意味甚少，也许是完全没有的。

二、非宦者——同性恋意味较多以至于很显然的。

三、宦者——同性恋意味较少的。

四、宦者——同性恋意味较多的。

属于第一类的是：景帝的周仁，昭帝的金赏，武帝的韩说，宣帝的张彭祖，成帝部淳于长。关于周仁，《史记》说："宠最过庸，不乃甚笃。"关于金赏，《汉书》也有同性恋的说法。至于韩说，两书只说他"佞幸"或"爱幸"。《汉书》说张彭"少与帝徽时同席研书，及帝即位，彭祖以旧恩封阳都侯，出常参乘，号为爱幸，[然]其人谨敕，无所亏损"。淳于长"爱幸不及张放"，《汉书》又说他"多畜妻妾，淫于声色"，并且还和许皇后姊龙雒思侯的寡妻名叫嬺的私通，后又取为小妻，足征其同性恋的兴趣，无论主动或被动，是不会浓厚到什么程度的。

高帝的籍孺，惠帝的闳孺，文帝的邓通，武帝的韩嫣，成帝的张放，和哀帝的董贤，则属于第二类。关于二孺，《史记》说："此两人非有才能，徒以婉佞贵幸，与上卧起。……孝惠时，郎侍中皆鵔鸃贝带，傅脂粉。化弘、籍之属也。"《汉书》袭用这一段文字，几乎完全一样。二孺后来都"徙家安陵"，这安陵和上文安陵君所封的安陵自然不是一地，一在今陕西咸阳，一在今河南郾城，但也正不妨后先辉映。

籍孺、闳孺的“孺”字很值得研究。孺的本义是乳子，是童子。《礼记·曲礼》下说：“大夫曰孺人”，即大夫之妻称孺人，注说，“孺之言属”也，朱骏声《说文通训定声》说，“按：妻与孥，类也。”所以《左传》哀公三年，季桓子妻南氏，即称孺子，叫“南孺子”。《战国策·齐策》说：“齐闵王夫人死，在七入子者皆近”，可以继立为夫人，如今籍孺、闳孺也名为孺，可见“孺”字的用法，到此前后共有三个。最初，只限于男童；后来又用到妻子身上，认为妻孥可以属于一类，无妨通用；最后，除了普通的用法而外，又用到一种特别的男童以至于男人身上，而这种男子，虽然性别属男，而颇能执行“妻道”或“妾妇之道”。籍孺、闳孺显然就是这一种男子了。这不是很有趣么？妻孥可以通用一个“孺”字，就近代性的生物学和性的生理学说，倒也不无根据，因为男女两性之中，就发育与分化的程度论，女性本属比较落后，或女性发育虽较早，而停止吏早，呈一种中途阻滞的现象，因此和幼稚状态（infantilism）很相接近，女性的发音尖锐，颔不生毛发等特征，都是和儿童一般的。如今再进一步，让有些女性的男子和寻常做妻子的女子通用一个“孺”字，当然是更有理由，大凡有被动性的同性倾向的男子，在身心两方面往往和女子很相像，这是无须再细解释的。

在当时，大概“孺”字的用法和“优”字的用法是属于同一个性质的，即都是指一种比较特殊的人。《史记·佞幸列传》后面紧接着的《滑稽列传》就叙到楚国的优孟和秦国的优旃。优是一种乐人，“善为笑言”，并且借了笑言来讽刺，后来成为戏子，和“伶”字没有很大的分别。“孺”大概就成为以色媚人的男子的专称了。既有专称，那此种人当不在少数，不过籍孺、闳孺二人，因为见幸于两个皇帝，所以在史传上留下了名字。

邓通、韩嫣、张放、董贤也属于这第二类，但因为他们都是士人出身，所以不能再称为“孺”。关于邓通，《史记》说文帝“时时如通家游戏”，通亦“自谨其身以媚上”，“文帝尝病痈，通常为帝唶吮之”，证明他的爱文帝，在任何人之上，即太子以父子之亲如有所不及。韩嫣与武帝于读书时即相爱，及武帝为太子，更相亲昵，后又“常与上卧起”。《汉书》关于这两人的记载也因袭《史记》，没有很大的变动。《汉书》说张放之于成帝，也常同卧起，且“俱为微行出入”。董贤在这许多例子中所造就的地位最高，年二十二，即为三公，哀帝兴会所至，甚至于要把汉家天下禅让给他。《汉书》说他“为人美丽自喜，哀帝望见，悦其仪貌”，不久便出则参乘，入同卧起。“尝昼寝，偏籍上袖，上欲起，贤未觉，不欲动贤，乃断袖而起”，恩爱一至于此，“余桃断袖”，向为同性恋的一个雅称，断袖的典故就托始于此。

属于第三类的例子是文帝的赵谈、北宫伯子，元帝的弘恭、石显。赵谈，太史公因避父讳，改称赵同，“以星气幸，常为文帝参乘”，太史公在别处也有过“同子参乘，袁丝变色”的话，北宫伯子则“以爱人长者”见幸。《汉书》说他们在爱幸的程度上，都“不比邓通”，弘恭、石显只是以巧佞蛊惑元帝，先后擅权，同性恋的痕迹，几乎完全没有。不过受过腐刑的所谓阉寺小人，身心两方面的品性往往与一般的男子不同，其所以能蛊惑人主，而人主终于受其蛊惑，其间多少总有一些性的诱力，是可以断言的。说见下文。

第四类只有一个例子，是武帝的李延年。《史记》说他“父母及身兄弟及女，皆故倡”，这是说都属于倡籍，都是乐人，是否男女都兼操淫业，则不得而知。以其女弟李夫人之事推之，廷年大概原是一个美男子，“坐法腐”以后，便更有女性化的倾向，所以能够在短期内贵幸起来，与韩嫣相伯仲。两书也都说他与武帝同“卧起”。《史记》说他“久之浸与中人乱”，《汉书》则说与中人乱的是他的兄弟李季，似乎比较近理。裴骃《史记集解》引徐广的话，也如此说，大概徐广就以《汉书》为根据。

受过腐刑的人是不是容易成为男子同性恋的对象，历来专家的意见不很一致。德国性心理学家希尔虚弗尔特在他的《同性恋》一书的第十一章里，特别申说到阉寺现象或阉型（eunuchoidism）寻常和同性恋并没有联带的关系。霭理士则不以为然，还引了一些例子做反证，见《性心理学研究录》第二册《性的逆转》315页。阉寺现象，不论是天生的或人为的，都有显著的女性化的倾向，原是一个寻常的事实，但二三十年来在这方面作动物试验的专家，倒如德国的汤德勒（Tandler）与格罗斯，又如黎泼体兹（Lipschuatz），都以为经过阉割的动物并不呈雌性化，而成为无性化，或看去依然是像雄的。西班牙在这方面的权威麦拉囊则认为这是一个错误的观察，至少从动物方面得来的结论未必完全适用于人。他说，就在动物中间，一只阉过的公鸡也时常被其他公鸡认作母鸡，从而作交尾的尝试，而阉鸡自身亦时常作孵卵的姿态，则阉鸡有雌性化的倾向，可以推想而知（说详《性的进化与间性状态》

一书，156页及注）。根据霭、马二氏的见解，可知从前的宦官，大体说来，是要比一般男子容易有同性恋的倾向，或容易有成为男子同性恋的对象的倾向，是可以无疑的了。所以，赵谈、北宫伯子、弘恭、石显一类的例子，至少总有几分女性化的倾向，才会得到文帝与元帝的垂青。

《后汉书》只有《宦者列传》而无《佞幸列传》，从此同性恋的事迹在正式的史传里就不容易看到，特别是在六朝以后。不过后汉的宦者，总有一部分做过同性恋的对象，或可能成为此种对象，我们从范晔在传末评论中“恩狎有可悦之色”一语里已经可以看出来。

从此我们就得跳到晋末及六朝了。《晋书·载记》第十四说到苻坚：

> 初，坚之灭燕（慕容），冲姊为清河公主，年十四，有殊色，坚纳之，宠冠后庭。冲年十二，亦有龙阳之姿，坚又幸之。姊弟专宠，宫人莫进。长安歌之曰：一雌复一雄，双飞入紫宫……

宋王僧达有过两个同性恋的对象，一是军人朱灵宝，一是族侄王确。《宋书》卷七十五、《南史》卷二十一僧达本传都说：

> 僧达为太子洗马，在东宫，爱念军人朱灵宝。及出为宣城，灵宝已长，僧达诈列死亡，寄宣城左永之籍，注以为己子，改名元序。……事发，……加禁锢。……

僧达族子确，年少美姿容，僧达与之私款。确叔父休为永嘉太守，当将确之郡，虽僧达欲逼留之，确知其意，避不复往。，僧达大怒，潜于所住屋后作大坑，欲诱确来别，因杀而埋之。从弟僧虔知其谋，禁呵乃止。

梁朝的诗人庾信也有一段同性恋的故事，不见于《周书》及《北史》本传，而见于《南史·梁宗室传》。《南史》卷五十一长沙王《萧韶传》说：

韶昔为幼童，庾信爱之，有断袖之欢，衣食所资，皆信所给。遇客，韶亦为信传酒。后为郢州，信西上江陵，途经江夏。韶接信甚薄，坐青油幕下，引信入宴，坐信别榻，有自矜色。信稍不堪，因酒酣，乃经上韶床，践踏肴馔，直视韶面，谓曰："官今日形容，大异近日。"时宾客满座，韶甚惭耻。

《陈书》卷二十和《南史》卷六十八又载有韩子高的一例。《陈书》子高本传说：

韩子高，会稽山阴人，家本微贱。侯景之乱，寓在京都。景平，文帝出守吴兴，子高年十六，为总角，容貌美丽，状似妇人，于淮渚附部伍寄载欲还乡。文帝见而问之曰："能事我乎？"子高许诺。子高本名蛮，文帝改名之。性恭谨，勤于事奉，恒执备身刀，及传酒炙。文帝性急，子高恒会意旨。……文帝甚宠爱之，未尝离于左右。文帝尝梦见骑马登山，路危欲堕，子高推捧而升之……

唐李翊《陈子高传》所叙略同，惟姓陈再不姓韩：

陈子高，会稽山阴人，世微贱，织履为生。侯景乱，子高从父寓都下，时年十六，尚总角。容貌颜丽纤妍，洁白如美妇人，螓首膏发，自然峨眉。乱卒挥白刃，纵横间噤不忍下，更引而出之数矣。陈司空霸先平景乱，其从子蒨以将军出镇吴兴，子高于淮渚附部伍寄载求还乡。蒨见而大惊，问曰："若不欲富贵乎？盍从我？"子高本名蛮子，蒨嫌其俗，改名之。既幸，愈怜爱之。子高肤理色泽，柔靡都曼；……性恭谨，恒执佩身刀，侍酒炙。蒨性急有所恚，目若虓虎，焰焰欲啖人，见子高则立解。子高亦曲意傅会，得其欢。蒨尝为诗赠之曰：

昔闻周小史，今歌明下童；
玉麈手不别，羊车市若空；
谁愁两雄并？金貂应让侬！

且曰："人言吾有帝王相，审尔，当册汝为后。"子高叩头曰："古有女主，当亦有男后。"蒨梦骑马登山，路危欲堕，子高推捧而升……

据正史及李《传》，子高有武功，官位很大，废帝时坐诬谋反伏诛。李《传》又说子高与陈霸先的女私通，陈女早就许婚王僧辩的儿子王頠，因而引起陈氏对王氏的袭击，事与我们目前的问题不很相干，且李《传》性质为小说家言，所以一概未引。明代中叶时，一位笔名秦台外史的作曲家所作《裙钗婿》，就以《陈书·韩子高传》和李《传》做张本，剧中本“有情人都成眷属”之旨，即以子高与陈女作配，子高成婚的晚上，尚是女妆，所以剧名是《裙钗婿》。

韩子高或陈子高实有其人，并且是一个同性恋的对象，是不成问题的。陈蒨后来就是陈文帝。清人笔记朱梅叔《埋忧集》卷三，引到蒨赠子高的最后两句诗，把倩误作霸先，即误以文帝为武帝，把同性恋的主动的一方面完全弄错，稗官野史往往有这一类张冠李戴的笔墨，其实文献尚差足征信，稍一复按，便可在明白的。

至于北朝，在元魏的时代我们可以看到两个例子，其中一个实际上不是同性恋的例子，而是“哀鸿现象”，即男扮女装的现象的例子，并且连哀鸿现象，也是出乎外缘的强迫的。《北史》卷十九说，北齐文宣帝篡魏，把彭城王元韶剃去“鬓须，加以粉黛，衣妇人服以自随，曰，以彭城为嫔御”。史家随后也说：“讥元氏微弱，比之妇女。”后来文宣帝大诛魏宗室，韶也就绝食而死。其他一例是很实在的。《北史》同卷上说：“汝南王[元]悦……为性不伦，俶傥镜难测……有崔延夏者，以左道与悦游，合服仙药松术之属，时轻舆出采之，宿于城外小人之所，遂断酒肉粟稻，唯食麦饭；又绝房中，而更好男色，轻忿妃妾，至加捶挞，同之婢使……”观《悦传》全文，可知他不但爱好男色，有施虐恋的行为，并且还有其他精神上的不健全。又《北史》卷五十说，辛德源和裴让之"特相爱好，兼有龙阳之重"。惟《北史》卷三十八《让之传》和《北齐书·让之传》《隋书·德源传》对于这一点都没有记载。

此外，南北朝史传中有无其他同性恋的实例，一时不及详考。惟梁简文帝集中有过一首专咏娈童的诗：

> 娈童娇丽姿，践董复超瑕。
> 羽帐晨香满，珠帘夕漏赊；
> 翠被含鸳色，雕床镂象牙。
> 妙年同小史，姝貌比朝霞。
> 袖裁连璧锦，床织细种花；
> 揽裤轻红出，回头双鬓斜；
> 懒眼时含笑，玉手乍攀花。
> 怀情非后钓，密爱似前车；
> 定使燕姬妒，弥令郑女嗟！

首两句点题，次四句说所居环境，又次二句说年貌，又次六句说衣着姿态，最后四句说情怀，与女子的并无二致。又《北史·齐本纪·废帝纪》里说，国子助教许散愁应宣帝"先生在世何以自资"的问，说："散愁自少以来，不登娈童之床，不入季女之室，服膺简策，不知老之将至。"也可见当时用了"登娈童之床"来"自资"，来消磨岁月的人，大概决不止少数，否则此老在寥寥数语的答辞里又何必特别提到这一点呢？而同时同国的颜之推在《家训》的《勉学》篇里也劝告子弟辈说："梁朝全盛之时，贵游子弟……无不熏衣剃面，傅粉施朱，驾长簷车，跟高齿屐，坐棋子方褥，凭斑丝隐囊，列器玩于左右，从容出入，望若神仙。”南朝有到此种风气，再加上简文帝的诗，也不能不教人联想到同性恋的倾向；而审如颜氏的描绘，梁朝贵游子弟的招摇过市，竟和后来清代嘉道以后的“相公”很有几分相像！我们从这两段文献里也可以推知同性恋在当时竟可以说是大江南北上流社会所共有的一种风气。

晋代六朝同性恋风气的相当流行还有一个文献上的佐证。晋阮籍《咏怀诗》十七首里，有一首专咏安陵君与龙阳君，已见上文，在当时必有所指。张翰有《周小史诗》。宋谢惠连有《赠小史杜灵德诗》。所称小史，是否必为同性恋的对象，为后世俊童一般，虽不可必，但后世往往引为同性恋的典故。即如梁简文帝与陈文帝的诗里都提到小史的名称，而陈文帝所引的周小史大概就是张季鹰诗中的对象。不过手边文献不足，季鹰的诗既找不到，而谢惠连所赠杜灵德诗，今本集中又未载，所以终究未便加以断定。

晋代和六朝是一个十分讲究品性的时代，所以一方面有《世说新语》一类专讲人品的故事的书流传下来，而另一方面在正式的史传里，一个人的品貌、方技、婚姻、寿命，以至于身心两方面的种种变态与病态也多少有些记载，我们在这时代里居然还找到不少的资料，显而易见是这种讲究品性的风气之赐了。各种品性之中，记载得最多的是姿容，是容仪，男子而亦讲究姿容，中外的历史里似乎只有两个时代，在西洋是希腊，在中国就是两晋六朝了（参看拙著《人文史观》237—239页）。在一个男子也讲究姿容的时代，同性恋现象的比较发达，也是可以推论得到的一件事，在古代的希腊，事实确乎是如此。据西洋学者的研究，希腊的哲人把同性恋看做比异姓恋还要圣洁，因为它更能“超乎象外”。南北朝的人是否有同样的看法，我们不得而知，因为当时的哲人在这方面没有什么“设词”流传下来，但同性恋能不受社会的过分的歧视，与道德的过分的贬薄，是一望而知的。

三　一部分稗史中的实例

从此以后，情形就不同了。正史的记载既不可得，我们就不得不求诸小说，求诸稗官野史，而稗官小说的笔墨，虽间或比较的细密，但文人好事，古今通病，或无中生有，或以假作真，或过于渲染，其可靠的程度必须视每一例的情形分别断定。自唐至宋元，我所见的此种文献不多，只得暂付阙如，容俟将来补纂。惟元人林坤（载卿）《诚斋杂记》，载一则说：“吴潘章少有美容仪，时人竞慕之，定国王仲先闻其美名，……因愿同学，一见相爱，情若夫妇，便同衾共枕，交游无已。后同死，……葬于罗浮山，冢上忽生一树，柯条枝叶，无不相遭；时人异之，号为共枕树。”这一例怕很靠不住。《诚斋杂记》的内容最杂，东拼西凑，即不言出处，又不著年代。例中所云潘章、王仲先二人姓名也未见其他记载，疑是把三国时吴的潘璋，魏的王粲二人硬扯在一起（王粲字仲宣，南音“先”“宣”相近），并无事实根据。不过“共枕树”的神话倒有几分意思，多少可以反映出社会对于同性恋的一部分的态度来。

到了明清两代，稗官野史的留存于今的既多，同性恋的例子也就比较的容易找到。下文所举的十多个，拟先用一表列举出来，其中一部分值得稍加铺叙，则依次于表后分别为之，余则不再浪费笔墨。

例	同性恋者	对象	时代	地点	出处
一	辽藩朱宪㸅	头陀生	明嘉隆间	湖北	陈田《明诗纪事》己签，卷十，徐学谟诗
二	某宰相	石俊	明崇祯		袁枚《子不语》卷二十一
三	“仙人”马绣头		明末		周亮工《因树屋书影》，纪昀《阅微草堂笔记》卷二十四
四	吴生，又巨公李某	姜琇	明末清初	昆山	钮琇《觚剩》卷四
五	林嗣环铁崖	絮铁	清初		褚人获《坚瓠补集》卷五，引《词苑丛谭》
六	叶舒崇元礼	俊童某	清初	山东	张元赓《卮言》
七		春江公子	清初		袁枚《随园诗话》朱梅叔《埋忧集》卷三
八	胡天保	某御史	清初	福建	袁枚《子不语》卷十九
九	狄氏车夫	狄伟人	清		同前
十	陈仲韶	多官	清	福建莆田	袁枚《续子不语》卷六
十一		方俊官	清	北京	纪昀《如是我闻》卷三
十二	毕沅秋帆	李郎	清	北京	梁绍壬《两般秋雨庵随笔》卷四
十三	某氏女	祝氏妾	清	上海	诸晦香《明斋小识》卷十二

上表中第一例见明人徐学谟（叔明）所为乐府及序。诗题为“头陀生行”，序说：“头陀生者，故辽藩弄儿，国亡后，祝发入道，为襄阳罗者所得；余哀其穷，释焉，作是篇。”关于同性恋的诗歌，我所见到的以此为最长。全部转录如下：

江陵昔日重欢宴，侍儿俱在芳华殿；
酣歌那省《风愆篇》？狎比惟看《佞幸传》。
是时头陀生几年，鬓云缭绕垂两肩；
宫娥望幸不得前，众中一身当三千。
自谓秾华可长久，狂飙忽集章台柳，
天上才飞司隶章，宫中已授邪臣首；
白马盟寒带砺空，黄龙谶应狐狸走；
六王之鬼馁不脯，曳裙宾客为钳徒；
头陀何物么麽者，飞身化作昆仑奴！
袖闲金错一匕首，腰下赤羽双仆姑，
禁门跃出青天杳，白日重关失万夫。
往日红颜堪一掷，行云过跟湘江碧，
黄金散尽舞台倾，青鬓误身真可惜；
转盼君恩不到头，并州断送旧风流，
欲寻云外龙堂寺，不觉秋深燕子楼。
浮生如露亦如电，流浪年光飒飞箭，
伤心莫话啭春莺，埋骨堪投定慧院。
朅来何事逐红尘，犹是从前一幻身，
香飘腻玉侵罗卷，泪决流波湿汉津。

紫盂白衲强装束，伶俜还带双娥蹙，
阶下低头望使君，十年前是荆州牧，
奏当还识圣恩宽，谳书终贷伶官戮。
故国凄凉莫叹嗟，飘零行脚向天涯，
纵然未了三生债，更望何门认主家？

按：《明史》卷一百十七太祖诸子传二，说，太祖第十五子辽简王植，初封卫王，后改封辽，建文中，靖难兵起，被召归朝，又改封荆州；故虽称辽藩，而封地实在荆州。七世孙嗣王宪㸅“以奉道为世宗所宠，赐号清微忠教真人，……隆庆元年，御史陈省劾宪㸅诸不法事，诏夺真人……明年，巡按御史部光先复劾其大罪十三，命刑部侍郎洪朝选往勘，具得其淫虐僭拟诸罪状。帝以宪㸅宜诛，念宗亲免死，废为庶人，……辽国除。”辽藩改封荆州，故徐诗称“江陵”。诗中来说明同性恋的主角，但到史实推之，当是朱宪㸅无疑，宪㸅是太祖的八世孙，朱植的七世孙，故诗中有“六王”之语。叔明曾为荆州知府，故又有“十年前”之语。惟有一层与史不合，诗有“宫中已授邪臣首”之句，而史则明言宪㸅以宗亲未邀显戮，只是废为庶人而已。

表中二、三、四三例不值得再加铺叙。第五、六两例是比较有趣而也是比较可信的。第六例叶舒崇字元礼，江苏吴江人，是明季叶绍袁的孙，才女纨纨、小纨、小鸾的从子，清康熙时以进士官内阁中书，举鸿博，未试卒，作传的人称他“美丰仪，望之如神仙”。《张氏卮言》有“叶先生冥缘”一则说，叶先生弱寇“以迎入学，骑马过彩楼下，有闺秀见而慕之，欲以为夫，单思染病，临绝始告父母，乃召先生永诀，先生亦呜咽不自禁。十六年后，公车计偕，至山左，于途中得一俊童，不告父母，随至辇下，欢爱之笃，过于伉俪。后俊童病亡京邸，先生哭之几绝，未及半年，亦没于都下。一时钟情眷恋，转女成男，尚胶漆相投如此！…… 冤业相传，未五十而毕命。死时人共见所欢俊童，现形至床前，共握手而逝。噫哉！叶元礼止一世耳，而此闺秀者，已经再世矣。昔为叶死，今又为彼死，冥缘相续，皆此爱心不忍舍割之所致也。”《厄言》的作者又为此事赋诗六首，不外冥缘相续，牵惹无穷之意，姑不具引。

第五例的事迹没有第六例的清楚。林嗣环，字铁厓，生平一时不及详考。褚人获《坚瓠集》引《词苑丛谭》说他“口吃，有小史，名絮铁，尝共患难，绝爱怜之，不使轻见一人。一日，宋观察琬在坐，呼之不至，观察戏为《西江月》词”。宋琬即宋荔裳，清初有名的词人，和同时的施闰章愚山齐名，他的词是值得一引的：“阅尽古今侠女，肝肠谁得如他，儿家郎罢太心多，金屋何须重锁？羞说余桃往事，怜卿勇过庞娥，千呼万唤出来么？君曰期期不可。”宋氏有《安雅堂集》，此词是否载集中，一时亦无法检看。“勇过庞娥”指的是“尝共患难”时出过力，“期期不可”指的是林某的口吃，看来大概不是一篇赝作。

第七例春江公子不知究指何人。袁子才的《随园诗话》说他貌似妇人，与妇不睦，而好与少俊游处，或同卧起，不知乌之雌雄。曾赋诗说：“人各有性情，树各有枝叶，与为无盐夫，宁作子都妾。”他的父亲，官中丞，见而怒之，他又作诗说：“周公所制礼，立意何深妙？但有烈女祠，而无贞童庙！”后公子入翰林，尝至天禄庙观剧，有参领某，误以为伶人而加以调笑，旁人为公子抱不平，公子却说：“夫狎我者，爱我也，子不见《晏子春秋》诛圉人（见上文）事乎？惜彼非吾偶耳。怒之则俗矣。”

第八、九两例都有当时的名人做证人，自属可信。这名人是程晋芳鱼门。两例都出袁子才《子不语》。清初“御史某巡按福建。有胡天保者，爱其貌美，每升舆坐堂，必伺而睨之；巡按心以为疑，卒不解其故。居亡何，巡按游他邑，胡竟偕往，阴伏厕所观其臀。巡按愈疑，召问之，初犹不言，加以三木，乃云，‘实见大人美貌，心不能忘，明知天上桂，岂为凡鸟所集，然神魂飘荡，不觉无礼至此。’巡按大怒，毙其命于枯木之下”。据说胡天保后来被阴司封为“兔儿神，专司人间男悦男之事”。闽人为之醵钱立庙，灵验如响，香火很盛。程鱼门说：“此巡按未读《晏子春秋》劝勿诛羽人事，故下手太重。”袁氏在下文便接着说：“若狄伟人先生颇不然，相传先生为编修时，年少貌美，有车夫某亦少年，投身入府，为先生推车，甚勤谨，与雇直钱不受，先生亦爱之。未几病危，诸医不效，将断气矣，请主人至，曰，‘奴既死，不得不言，奴之所以病至死者，为爱爷貌美故也。’先生大笑，拍其肩曰，‘痴奴子，何不早说。’厚葬之。”此例为程鱼门说，而为子才所引，抑为子才自说，在没有新式标点的文字里是看不出来的。狄伟人不知何人，和康熙间溧阳进士狄亿字立人的不知有无关系。

第十例陈仲韶与多官出袁氏《续子不语》，事出有因，当非虚构，但行文遣意颇类小说家言，故不具引。第十一例的方俊官是一个伶人，“幼以色艺登场，为士大夫所赏，老而贩鬻古器，时往来京师。……自言本儒家子，年十三四时，在乡塾读书，忽梦为笙歌花烛，拥入闺闼，自顾则绣裙锦帔，珠翠满头，俯视双足，亦纤纤作弓弯样，俨然一新妇矣。惊疑错愕，莫知所为。然为众手扶持，不能自主，竟被扶入帏中，与男子并肩坐，且骇且愧，悸汗而寤。后为狂且所诱，竟失身歌舞之场。”当时有一位诗人，姓倪字余疆的有一首感旧诗：“落拓江湖鬓有丝，红牙按曲记当时；庄生蝴蝶归何处，惆怅残花剩一枝。”就是为俊官晚年做的。

第十二例毕沅秋帆和李郎的关系，一则因为毕氏官大，再则因为时代较近，是很多人都知道一点的，特别是在陈森的《品花宝鉴》一书流行之后，书中主角田春航显然是暗射着毕秋帆。当时的诗人如袁子才等都有《李郎曲》之作，而袁作亦最为脍炙人口，其中如“果然胪唱半天中，人在金鳌第一峰，贺客尽携郎手揖，泥笺翻向李家红，若从内助论勋伐，合使夫人让诰封”一类的语句，描写毕氏中状元时节的光景，最为有声有色。当时的某相国，仿佛是溧阳史贻直，直称李郎为“状元夫人”，近代同性恋的佳话，这不能不说是最冠冕的一例了。

表中最后一例是两个同性恋的女子，从前的女子深居简出，既不与一般社会往还，更少与异性接触的机会，所以同性恋的倾向特别容易发展，所谓“闺中腻友”大都带几分同性恋的色彩。不过见于记载的却极少，也为的是深居简出不易为外人所窥探的一个原因。以前拙作《冯小青》说小青在发生影恋以前，也有过一段同性恋的历史，而其对象是进士杨廷槐夫人，可以说是见于记载的很难得的一例。这第十三例载在诸晦香的《明斋小识》，标题是“二女同死”。“海盐祝公，掌教上海书院，挈爱妾偕至。居相近，有待字之女，弱态盈盈，能诗善绣，为芳闺良友。

未几女适人，倡随不笃，愿空房伴孤帐，遵守女箴，持斋礼佛。暇或诣视，挑灯款语，恒至雨夜，绵绵不寐。九月中，忽于人定后，启户齐出驱口，冥搜无迹，凌晨浮于河，两女犹紧相偎抱。时瞿子冶应绍在小传，备载端委。”此小传目前不知尚在人间否，但即使可考，恐怕也没有多大的参考的价值。诸氏说它“语多奇丽，可新耳目”，可知在文人手里，这类现象不过是一种新鲜的话柄，可供铺张之用罢了，要寻觅比较细密的观察，比较翔实的记述，是不可得的。

四 同性恋的风会

同性恋的现象，有时候，在有的地方，会发达成一种风气。古远的无可查考，即如清代的福建、广东以及首都所在地的北京，都有过这种风气。

褚人获《坚瓠集》中有“南风”一则，称此风“闽广两越尤甚”。袁枚《子不语》讲胡天保做“兔儿神”的一节说，胡天保既死，“逾月托梦于其里人曰，‘我以非礼之心，干犯贵人，死固当然，毕竟是一片爱心，一时痴想，与寻常害人者不同，冥间官吏俱笑我，揶揄我，无怒我者。今阴官封我为兔儿神，专司人间男悦男之事，可为我立庙招香火。’闽俗原有聘男子为契弟之说，闻里人述梦中语，争醵钱立庙，果灵验如响，凡偷期密约有所求而不得者，咸往祷焉。”这是一派神话，但神话大抵有社会学的根据，并非完全向壁虚构。闽俗契哥契弟之说原是流传了已久的。至冥间官吏的态度，只是嘲笑、揶揄而不怒，也正是阳间社会的态度。中国社会对于这一类变态的态度，也一向恰恰就是这个，与西洋的夐乎不同。（西洋在拿破仑别制法典以前，同性恋的代价是死刑）也唯有在这种比较宽大的态度之下，同性恋才会成为一时一地的风气。

唐人小说卢全的《玉泉子》有“杜宣猷”一则下说：“诸道每岁进阉人，所谓私白者，闽为首焉，且多任用，以故大阉以下，桑梓多系于闽，时以为中官薮泽。”这一层不知和后来契哥契弟的风气有无渊源的关系，年代相隔甚远，未便妄加推断，不过阉人容易成为同性恋的对象是我们在上文已经讨论到过的。

广州一带女子同性恋的风气是比较后起的事。海禁开放，广东最得风气之先，女子获取职业自由与经济独立的机会，从而脱离男子与家庭的羁绊也最早。说不定这其间有些因果关系。深居简出的女子容易发展同性恋是一个比较常见的趋势，而这显然是某一种时代的比较短期的反响了。大抵妇女解放的过程，男女社交的发达，到达相当程度以后，这种风气自然会趋于消灭。关于广州女子的此种风气，记述得最肯定的是张心泰的《粤游小志》。张氏在“妓女”一则下说：“广州女子多以结盟拜姊妹，名‘金兰会’。女出嫁后，归宁恒不返夫家，至有未成夫妇礼，必俟同盟姊妹嫁毕，然后各返夫家。若促之过甚，则众姊妹相约自尽。此等弊习为他省所无。近十余年，风气又复一变，则竟以姊妹花为连理枝矣。且二女同居，必有一女俨若藁砧者。然此风起自顺德村落，后渐染至番禺、沙茭一带，效之更甚，即省会中亦不能免。又谓之‘拜相知’，凡妇女订交后，情好绸缪，逾于琴瑟，竟可终身不嫁，风气坏极矣。”上文说女子同性恋的例子不易见于记载，祝氏妾与某氏女的同死，只好算是聊备一格。张氏的记载里虽无个别的例子可查，但事实上是等于千百个例子的总论，也可以差强人意了。

倡优并称，原是一种很古老的习惯，但称谓上“优”既列在“倡”后，事实上优的地位也并不及倡。据说在“相公”或“像姑”风气最盛的时代和地方，伶人对妓女相见时还得行礼请安。理由是很显然的，妓女是异性恋的对象，还算比较正常的，并且一旦从良，生有子女，前途还有受诰封的希望，而做优伶的男子，则可能成为同性恋的对象，那是很不正常的，在社会道德的眼光里永无洗拔的日子。在清代，优伶的子孙，以至于受逼被奸的男子，不许应科举考试，是载在法令的，就是很好的例证.（说详拙作《中国伶人血缘之研究》，236—237页）

上文的十二个例子里，有两个例子提到过伶人和相公的关系，一是以伶人而兼做相公的方俊官，一是有相公资格而被错认为伶人的春江公子。两例都发生在北平，以时代论，大概都在乾隆年间，而从乾嘉以至清代末年，正是相公业最发达的时代，也就是陈森的《品花宝鉴》一书所描绘的时代，《品花宝鉴》是道光年间写的。至于在乾嘉以前，北京既久已为首都，此种风气当然不会没有，不过范围总属有限，只有少数特别的例子足以轰动一时罢了。读者到此，会很容易联想到《红楼梦》里的柳湘莲，于一次堂会演剧之后，被薛氏子错认为相公一流，妄思染指。不过这是说部中的例子，不足为凭。至于实例，则如崇祯年间从陕西到北京的宋玉郎，说亦见钮琇《觚剩》。又如清初从苏州入京的王紫稼，便是当时的诗人如钱谦益、龚鼎孳、吴伟业、陈其年等争相歌颂的王郎，后因淫纵不法，被置于法。尤侗的《艮斋杂说》说：“予幼时所见王紫稼，妖艳绝世，举国趋之若狂，年三十，游长安，诸贵人犹惑之。……后李琳枝御史按吴，录其罪，立枷死。”徐釚的《续本事诗》也录其事。吴伟业《梅村集》中的《王郎曲》最为后世艳称，曲中有句说：“王郎三十长安城，老大伤心故园曲，谁知颜色更美好，瞳神翦水清如玉；五陵侠少豪华子，甘心欲为王郎死：宁失尚书期，恐见王郎迟；宁犯金吾夜，难得王郎暇。坐中莫禁狂呼客，王郎一声声顿息。……”也足见王郎的魔力了。王紫稼的事，亦见后来梁绍壬的《两般秋雨庵随笔》卷四。我们还可以举一个第三个例子，就是乾隆中叶自四川金堂入京的魏三，一作韦三，也曾经风靡一时，当时人的笔记如礼亲王的《啸亭杂录》之类至于说：“一时不得识交魏三者，则不以为人。”他是现在旦角梳水头和踹高跷的发明人。魏三生平，详吴太初《燕兰小谱》。沈起凤《谐铎》的“南部”一则里，对他有很严厉的评斥。

不过伶业与相公业兼营的风气，终究到了乾嘉以后才盛行。清代无官妓之制，中叶前后，更不许京官狎妓，犯夜之禁极严，于是一种具有自然趋势的少数人的习癖进而为一种风气，以至于一种制度，在当时称为“私寓”制度。私寓所自起的年代，我们不详，但它的收场，我们是知道的。清末北京伶界有一个开明分子叫田际云，艺名想九霄，他“以私寓制度为伶界奇耻，欲上书废止之（宣统三年）。呈未上而被有力者阻挠。御史某受贿，诬彼以暗通革命党，编演新剧，辱骂官僚，下诸狱者百日。民国成立，彼以贯彻初衷故，请愿禁止私寓，终致成功。”（鹿原学人《京剧二百年史》，260—261页）

关于相公的风气或私寓制度的内容，我们不预备细说，既成制度，其为倾靡一时，已经是可想而知的。不过，作者以前因研究伶人的血缘的关系，箧中曾经收集到不少关于伶人的汇传的文献，都属于这时期以内的。伶人的所以会有人替他做传，又因类归纳，分格品题，而成汇传，这其间除了艺术的欣赏而外，必有弦外之音，而此弦外之音无他，就是同性恋的倾向。如今不妨把此种倾向比较显著、比较“顾名”即可“思义”的若干书目列后：

作者	书名	写作或梓行年份
安乐山樵（吴太初）	燕兰小谱	乾隆末年
黄叶山房主人	瑞灵录	嘉庆九年
众香主人	众香国	嘉庆十二年
杨懋建	长安看花记	嘉庆末年
播花居士	燕台集艳二十四花品	道光三年
杨懋建	辛壬癸甲录	道光初年
同上	丁年玉笋志	道光中
同上	梦华琐簿	道光二十二年
四不头陀	昙波	咸丰八年
寄斋寄生	燕台花史	咸丰九年
余不钓徒	明僮小录	同治初年
殿春生	明僮续录	同治六年
小游仙客	菊部群英	同治十二年
沅浦痴渔	撷草小录	光绪二年
缺名	鞠台集秀录	光绪末年

这十多种作品的“捧角”的意味都很重。第一，从书名上可以

看出来，有的竟等于开“花榜”，好像唐宋以来对待妓女的故事一样。（明代最甚，见《续说郛》及李渔笠翁的剧本《慎鸾交》）第二，从作者的假名上可以看到，书名里既大都有“花”和“香”一类的字样，作者的名字自然不得不在樵采、渔钓、摘撷一类的字样。而《众香国》一书的作者自称为“众香主人”，虽说一厢情愿，亦是情见乎词，其为有热烈的同性恋的倾向的一人，是最为明显的。

一种风气的造成，因素虽多，物以类聚和处领袖地位者的榜样究属是最重要前两个。即如上文提到的毕秋帆，因为有了一个“状元夫人”，据说他的幕僚也大都有一些“男风”的癖习。钱泳梅溪的《履园丛话》是清人笔记里比较很切实的一种，中间（卷二十二）有“打兔子”一则说：“毕秋帆先生为陕西巡抚，幕中宾客，大半有断袖之癖。入其室者，美丽盈前，笙歌既协，欢情亦畅。一日，先生忽语云，‘快传中军参将，要鸟枪兵弓箭手各五百名，进署侍候。’或问，‘何为？’曰，‘将署中所有兔子，俱打出去。’满座有笑者，有不敢笑者。……后先生移镇河南，幕客之好如故，先生又作此语。余（钱氏自称）适在座中，正色谓先生曰，‘不可打也。’问，‘何故’？曰，‘此处本是梁孝王兔园！’先生复大笑。”要鸟枪兵弓箭手各五百兵，才敷差遣，也正见同性恋者的数量之多。

五　因缘的解释

最后再约略说一说中国文献中对于同性恋的因缘作些

什么解释。

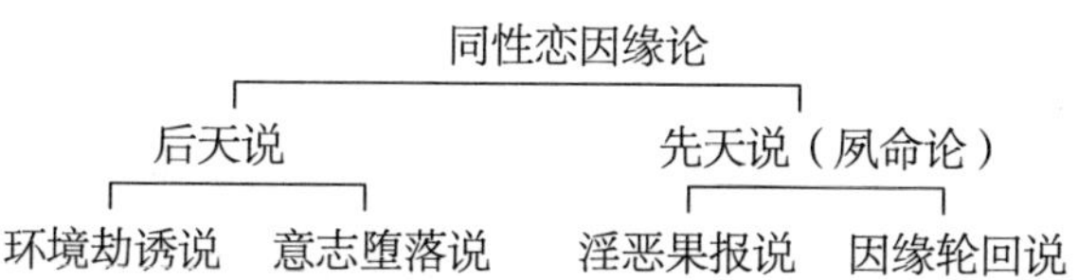

自来在这题目上作解释的人不多，所论也多不切实，在科学不发达的时代，在这方面我们也正不必期望太奢。上列图解中共列四说，前三说都来自纪昀晓岚的记述，后一说则出张元赓的《厄言》。人体先后天之分，中国是早就有的，不过若和近代遗传学相比较，则和以前所称的先后天有两点不同。第一是先后天以脱离母体之顷为界钱，而不以受胎之顷为界线，中医的“先天不足，后天失调”的话用的就是旧的分法。第二，父祖的先天和子孙的先天不一定有什么联系；性命是个人的，禀赋是个人的，分别受之自天，所以世代嬗递之间，不一定有什么关系。王充在《论衡》里谈性命最详，王氏所谓性，特别是所谓“随父母之性”的“随性”，颇貌似近代所论的遗传，实际上却依然不出“胎教”的范围，与遗传决不相干。“随性”还是个人的，不过不由个人自己负责，而由母亲和一般的胎期环境负责罢了。至于汉以前的阴德阴祸之论，汉以后因佛教的输入而发生的因缘果报轮回之论，大都是一路的思想，即于受之自天而外，足以影响个人的先天的事物，至多只是父母祖宗的后天，而不是父母祖宗的先天。父祖子孙虽各有先天，其间并无瓜葛。这并不否认以前也很流行的祖孙、父子、兄弟，以至于叔侄甥舅大致相肖的说法。

不过这是观察得到的常识，而往往只限于体格一方面，至于心理的，精神的以至于道德的品性，那就得适用上文的那一套理论了。（参阅拙著《人文史观》中《人文史观与人治法治的调和论》一文）在下文我们可以看到，两个先天说都还谈不到这些，谈不到父祖的后天行为和子孙的先天品质有什么因果关系，只谈到了本人的后天的行为可以影响本人“转世”后的另一后天的遭际，那显然完全是个人的了。

纪晓岚在《阅微草堂笔记》卷十二上说：“凡女子淫佚，发乎情欲之自然，娈童则本无是心，皆幼而受绐，或势劫利饵耳。”他接着举一个例：“相传某巨室喜狎狡童，而患其或愧拒，乃多买端丽小儿，未过十岁者，与诸童媟戏，时使执烛侍侧，种种淫状，久而见惯，视若当然。过三四年，稍长可御，皆顺流之舟矣。有所供养僧规之曰，‘此事世所恒有，不能禁檀越不为，然因其自愿，譬诸狎妓，其过尚轻，若处心积虑，凿赤子之天真，则恐干神怒，某不能从。’后卒罹祸。”这就是所谓后天环境劫诱之说。

第二、三两说亦见于《阅微草堂笔记》中的一种，《如是我闻》卷三，和上文所已引的方俊官的例子是在一起的。方俊官的例子发生以后，特别是因为方俊官幼年曾经做过一个“装新娘子”的梦，于是喜欢议论的纪氏和他一班气味相投的朋友就不免作一番因缘上的推敲。纪氏认为是“事皆前定”，新娘的噩梦示兆于先，相公的贱业证果于后。纪氏又说：“此辈沉沦贱秽，当亦前身业报，受在今生，不可谓全无冥数。”这都是第三说，先天淫恶果报说。

纪氏的朋友里有一个姓倪号余疆的所持的论调不同。他也从做新妇的梦入手，而引晋乐广对他未来的女婿卫玠所作梦的剖析的语（见《晋书》乐广本传及《世说新语·文学篇》）加以发挥说："是想殊殆，积有是想，乃有是梦，既有是梦是想，乃有是堕落，果自因生，因由心造，安可委诸夙命耶？"这就是第二说，后天的意志堕落说，是一个从现在所谓自由意志方面觅来的解释。当时还有一个朋友姓苏号杏村的，又加以评议说："晓岚以三生论因果，惕以未来，余疆以一念论因果，戒以现在，虽各明一义，吾终以余疆之论可使人不放其心。"纪氏也承认倪氏的话比较能"整本清源"，意思也就是说，一念不入于邪，则种因食果，不特今生不至于堕落，来生也不至于遭受业报而沦于微秽，那就成为第二与第三说的一个综合了。

关于叶舒崇的例子，张元赓认为那所爱的俊童就是某氏闺秀的后身，所以在他的诗里有"……今日迸形心内死，来生端的要相逢。忽忽年华十六春，公车山左走黄尘。马前来得人如玉，宛似曩时梦里身；……直教两世婚姻续，昔女今男事更奇"等句。前两句指前一世，中四句指后一世，末两句合论两世。因缘前定，自唐人小说中"定婚店"一类的故事流行以后，本来已经成为民间信仰里很有力的一部分，如今添了轮回之说，更进一步地认为：前定的婚姻，如果今世不能完成，来世定可以实现，也未始不是逻辑上应有的事。不过前一世是女的，何以后一世转而为男，追溯因缘的人却不求甚解的忽略过去了。这就是根据因缘轮回的第四说。

四个解释里，不用说，第一个是始终有它的地位的。第二个就有问题，除非我们相信意志有时候可以绝对的自由。第三第四两说我们在今日已不能不放弃，而代以遗传之说，这在拙译霭理士《性心理学》的第五章里已有详细的介绍，在此无须再加论列。还有一说我们应当注意的，就是四个解释都单单照顾到了被动的同性恋者一方面，而与主动的同性恋者全不相干。何以某巨室特别爱好娈童，处心积虑地专以蓄养与培植娈童为事？方俊官的所以成为同性恋的对象，固有其内在的理由，但恋他的人又是一些什么人？这些人又是怎样来的？这些人和寻常不喜欢“南风”的人又有什么分别，这分别又从何而来？叶氏俊童的出生固然由于某氏闺秀的爱念所唤起，即所谓“冥缘相续，皆此爱心不忍舍割之所致也”，但何以叶舒崇一面既能表示异性之爱于前，与常人无殊，而一面也能发生同性之爱于后，至知命之年而犹不衰？这些都是四个解释所未能答复而有待于近代科学的性心理学来答复的问题。

三十一年十二月二十五日脱稿